Daniel Pelz

Frühchenpapa

AF536791

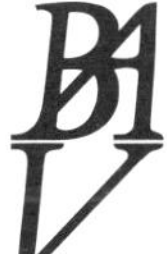

Mit einem Frühchen ist alles anders. Jedes Kind löst bei seinen Eltern Freude und tiefe Glücksgefühle aus. Bei einem Frühchen kommt ab dem ersten Moment die Angst dazu. Die Sorge, ob das Kind es schaffen wird. Die tiefe Traurigkeit, ein kleines Wesen an Schläuchen und Überwachungsmonitoren zu sehen. Den Wunsch, das eigene Kind schützend in die Arme zu nehmen und das bittere Gefühl, es nicht zu können. Stunden des bangen Wachens vor einem Inkubator, in dem sich ein kleiner Mensch ins Leben kämpft. Durchwachte Nächte.

Jedes elfte Kind in Deutschland ist ein Frühchen. Und doch gibt es keine Vorbereitung auf den Moment, wenn Eltern ein Frühchen geschenkt wird. Es ist ein Moment, in dem viele Eltern allein sind mit ihren Hoffnungen, aber auch mit ihren Sorgen – mit der Sorge um ihr Kind und der Angst, das, was vor ihnen liegt nicht mehr bewältigen zu können.

Daniel Pelz studierte Journalistik in Bremen und Nairobi (Kenia). Er absolvierte eine studienbegleitende Ausbildung an der katholischen Journalistenschule ifp. Seit 2007 arbeitet er beim Auslandssender Deutsche Welle, für den er aus zahlreichen afrikanischen Ländern berichtet hat. Er ist Vater frühgeborener Zwillinge.

Daniel Pelz

Frühchenpapa

Ein Wegbegleiter

Brandes & Apsel

Auf Wunsch informieren wir Sie regelmäßig mit unseren Katalogen »Frische Bücher« und »Psychoanalyse-Katalog«. Wir verwenden Ihre Daten ausschließlich für dic Zusendung unserer beiden Kataloge laut der EU-Datenschutzrichtlinie und dem BDS-Gesetz. Bitte senden Sie uns dafür eine E-Mail an info@brandes-apsel.de mit Ihrer Postadresse. Außerdem finden Sie unser Gesamtverzeichnis mit aktuellen Informationen im Internet unter: www. brandes-apsel.de sowie www. kjp-zeitschrift.de

1. Auflage 2022

© Brandes & Apsel Verlag GmbH, Frankfurt a.M.
Alle Rechte vorbehalten, insbesondere das Recht der Vervielfältigung und Verbreitung sowie der Übersetzung, Mikroverfilmung, Einspeicherung und Verarbeitung in elektronischen oder optischen Systemen, der öffentlichen Wiedergabe durch Hörfunk-, Fernsehsendungen und Multimedia sowie der Bereithaltung in einer Online-Datenbank oder im Internet zur Nutzung durch Dritte.
DTP: Brandes & Apsel Verlag
Coverabbildung: Pixabay
Druck: Stega Tisak, Printed in Croatia
Gedruckt auf einem nach den Richtlinien des Forest Stewardship Council (FSC) zertifizierten, säurefreien, alterungsbeständigen und chlorfrei gebleichten Papier.

Der Brandes & Apsel Verlag übernimmt keinerlei Haftung für die Richtigkeit der Dosierung von Medikamenten und anderen medizinischen Angaben.

Bibliografische Information der Deutschen Nationalbibliothek:
Die Deutsche Nationalbibliothek verzeichnet diese Publikation in der Deutschen Nationalbibliografie; detaillierte bibliografische Daten sind im Internet über www. ddb.de abrufbar.

ISBN 978-3-95558-333-0

für
L., N. und K.

In Liebe

Inhalt

Teil I:
Meine Geschichte

Vorwort

Ein Kind stellt das Leben seiner Eltern auf den Kopf. Ein Kind löst bei seinen Eltern Freude und tiefe Glücksgefühle aus, Dankbarkeit, Hoffnung. Bei einem Frühchen ist alles anders. Bei einem Frühchen kommt ab dem ersten Moment die Angst dazu. Die Sorge, ob das Kind es schaffen wird. Die tiefe Traurigkeit, ein kleines Wesen an Schläuchen und Überwachungsmonitoren sehen zu müssen. Das unüberwindbare Verlangen, es schützend in die Arme zu nehmen, und das bittere Gefühl, es nicht zu können. Stunden des bangen Wachens vor einem Inkubator, in dem sich ein kleiner Mensch ins Leben kämpft. Durchwachte Nächte.

Jedes elfte Kind in Deutschland kommt zu früh auf die Welt. Und doch gibt es keine wirkliche Vorbereitung auf den Moment, wenn Eltern ein Frühchen geschenkt wird. Es ist aber auch keine Erfahrung, auf die man sich wirklich vorbereiten kann. Es ist ein Prozess, den man erst dann wirklich verstehen kann, wenn man ihn durchlebt hat.

Es ist ein Geschehen, in dem viele Eltern allein sind mit ihren Sorgen und ihren Hoffnungen – mit der Sorge um ihr Kind und der Angst, das, was vor ihnen liegt, nicht mehr bewältigen zu können. Leicht gemacht wird es ihnen nicht, vielmehr baut der Staat bürokratische Hürden auf, die sich kaum bewältigen lassen. Ob und welche Hilfe Kinder und Eltern bekommen, ist von vielem abhängig: vom Wohnort, vom Krankenhaus, von der Unterstützung des Arbeitgebers, von der Laune des Sachbearbeiters bei der Krankenkasse oder des Sozialarbeiters im Jugendamt. Die Krankenhäuser leisten medizinische Versorgung, aber längst nicht immer emotionale. Ärzten und Schwestern fehlt es an Empathie für die Gefühle der Eltern oder an der Zeit für ein aufmunterndes Wort. Oft sind Frühchen und ihre Eltern reine Fälle, die günstig und schnell abgearbeitet werden sollen, möglichst ohne die Fallpauschale dabei auszureizen.

Oft sind Freunde und die Familie die einzige Schulter, an die man sich anlehnen kann. Doch trotz aller Anteilnahme bleiben viele Eltern allein, weil niemand außer andere Frühcheneltern ihre Erfahrungen verstehen kann.

Und doch - das Leben mit einem Frühchen ist nicht nur der Fall in ein tiefes Loch, sondern auch eine emotionale Achterbahnfahrt. Es ist immer auch Teilhabe an einem kleinen Wunder. Das Geheimnis menschlichen Lebens zeigt sich bei einem Frühchen immer ganz besonders deutlich und klar. Es gibt kaum etwas Schöneres, etwas Bestaunenswerteres als die Freude, wenn aus dem kleinen, zerbrechlichen Wesen ein gesundes Kind geworden ist. Wenn es geschafft hat, sich ins Leben zu kämpfen und sich seine Welt Stück für Stück erobert.

Die Geburt eines Frühchens ist ein Moment, den Vater und Mutter gemeinsam durchleben, aber oft ganz unterschiedlich erleben. Es ist ein Geschehen, das sie beide extrem fordert, an ihre Grenzen bringt, ins Mark trifft – aber das sie jeweils ganz anders verarbeiten. Manche Paare fühlen sich deswegen gerade in diesem Moment so fern voneinander wie nie – und brauchen sich dabei so sehr wie niemals zuvor. Schon im Krankenhaus gilt die Aufmerksamkeit in erster Linie den Müttern, während die Väter oft nur irgendwie dabei sind. Und so geht es in vielen Fällen auch später weiter. Das hat Konsequenzen – für die Väter, die Kinder, die Familie. Und viele Väter versuchen, das Erlebte zu schlucken und irgendwie zu funktionieren, um sich am Ende doch einfach nur allein zu fühlen.

Dieses Buch soll ein Begleiter für alle Frühchenväter sein und für alle, die sich für ihre Erlebnisse und Gefühle interessieren. Es ist keine praktische Gebrauchsanleitung, die es für diese Fälle auch leider nicht gibt, nicht geben kann. Denn jedes Kind, jede Familie, jeder Vater ist anders. Aber es soll auch Tipps geben, Mut machen und kräftigen für die Zeit mit diesen kleinen Wundern.

Schock im Morgengrauen

Es ist etwas passiert. So viel ist zumindest klar. Gerade ist meine Frau aufgestanden und durch das dunkle Hotelzimmer gehuscht. Sie läuft ungewöhnlich schnell und ich spüre instinktiv, dass etwas passiert sein muss. Die Unruhe kriecht durch meinen verschlafenen Körper, kribbelt in meinem Inneren. Ich lausche in die Dunkelheit Richtung Bad, wo meine Frau ist. Und dann steht sie an meiner Seite des Bettes und sagt mit leicht zitternder Stimme: »Meine Fruchtblase ist geplatzt.«

Die Wort hallen durch meinen Kopf. Das kann nicht wahr sein. Doch nicht jetzt. Doch nicht hier. Über 200 Kilometer entfernt von Zuhause, im Urlaub. An unserem zweiten Tag, den wir eigentlich in ein paar Stunden mit Brötchen, Rührei und Kaffee am Hotelbuffet beginnen wollen. Danach vielleicht noch mal ein so schöner Strandspaziergang wie gestern. Und eigentlich war doch alles sicher. Die Zwillinge sollten doch erst in zwei Monaten zur Welt kommen. »Was machen wir jetzt?«, fragt meine Frau. Dass es hier ein Krankenhaus gibt, haben wir vor dem Urlaub überprüft. Aber ist die Gynäkologie so früh dort überhaupt besetzt? Schickt man uns am Ende gleich weiter in die nächste größere Klinik? Wir beraten kurz, dann wähle ich zum ersten Mal in meinem Leben die 112 und berichte dem Disponenten der Leitstelle, was ich selber noch kaum glauben kann. Die Retter sind schnell, in weniger als zehn Minuten steht der Rettungswagen vor dem Hotel.

Ab diesem Moment läuft vor unseren Augen ein Film ab. So schnell, dass wir kaum folgen können. Unsere Kinder und wir spielen die Hauptrollen und kommen uns trotzdem oft wie Statisten vor. Der Film weiß nicht, ob er Komödie oder Tragödie sein will, und wir auch nicht. Manche Szenen bringen uns zum Lachen, andere treiben uns die Tränen in die Augen, mal aus Rührung, mal aus

Angst, mal aus Erschöpfung. Wir werden mit leuchtenden Augen und tiefer Dankbarkeit auf die Welt schauen, dann wieder im Loch der Panik versinken.

Das kleine Krankenhaus liegt verschlafen da. Kaltes Licht, lange Gänge, zur frühen Stunde noch menschenleer. Meine Frau liegt auf dem Untersuchungsstuhl im Kreissaal. Zwei Hebammen wuseln um sie herum, eine müde Ärztin sitzt in der Ecke und kämpft gegen die Schwere ihrer Augenlieder und die Tücken des Aufnahmeprogramms im Computer. »Ich wohne gleich neben ihrem Hotel und hab' vorhin schon den Rettungswagen gesehen, als ich zum Dienst geradelt bin«, erzählt die Hebamme mit den kurzen, grauen Haaren fröhlich, die trotz der frühen Stunde putzmunter ist. »Ich hab' nur gedacht: ›Oh nein, ich will den Tag nicht mit einem Notfall beginnen.‹« Wir eigentlich auch nicht.

Dann endlich geht die Untersuchung los.

Noch immer hoffen wir auf eine harmlose Erklärung. Auf ein breites Lächeln auf dem Gesicht der Ärztin und den Satz: »Sie können nach Hause, das ist alles halb so schlimm.« Aber wir wissen tief in unseren Herzen, dass dieser Satz nicht kommen wird. Auf dem Ultraschall sehen wir, dass die Fruchtblase unserer Tochter geplatzt ist, die im Becken meiner Frau liegt. Die unseres Sohnes, der weiter oben liegt, ist dagegen intakt. Meine Frau bekommt eine Spritze, um die Lungenreife unserer Kinder zu fördern. Die Ärztin eröffnet uns nach, dass meine Frau ins nächste Krankenhaus muss, rund 30 Kilometer entfernt, weil dort die nächste Frühchenstation ist. Schon das Wort jagt uns noch mehr Angst ein. Wird es ernst? Werden wir etwa jetzt schon Eltern?

Nachdem Ärztin und Hebamme dreimal darüber diskutiert haben, ob der Krankenwagen über die Telefonzentrale des Krankenhauses oder direkt per Anruf in der Leitstelle bestellt werden soll, stehen plötzlich zwei Sanitäterinnen im Zimmer. Und dann geht wieder alles ganz schnell. Bevor wir es wieder richtig begreifen können, liegt meine Frau auf der Trage und es geht zum Rettungswagen. Ich komme mit dem Mietwagen nach. »Fahren Sie jetzt bitte vorsichtig und bauen Sie vor Aufregung keinen Unfall«, sagt eine Sanitäterin zu mir zum Abschied.

Die 40 Minuten Fahrt könnten idyllisch sein: Alte grüne Bäume links und rechts der Landstraße, sattgelbe Rapsfelder im Licht der Morgensonne. Eigentlich die perfekte Landschaft, um richtig abzuschalten. Orte mit idyllischen Namen an der Straße: ein paar Häuser, ein Kirchturm, ein Gasthof. Kinder mit Schulrucksäcken stehen an den Ampeln. Ein Tag beginnt, das Leben läuft in seinem gewohnten Gang, nur unseres ist aus dem Tritt geraten.

Ich steuere den Mietwagen über die Landstraße im dichten Strom der Pendler. Mit Tunnelblick auf die Straße, jetzt bloß auf den Verkehr achten und keinen Unfall bauen. Trotzdem driften meine Gedanken immer wieder ab zu meiner Frau.

»Sie können das Krankenhaus nicht verfehlen, es sieht aus wie ein Krankenhaus«, hatte die Hebamme gesagt, und das ist auch nicht übertrieben. Es liegt direkt am Ortseingang: Eine Sammlung ideenloser Betonquader, die wie überdimensionale Schuhkartons in der grünen Landschaft liegen geblieben sind. Alles schick renoviert, immerhin, aber weder der goldgelbe Anstrich noch das überdimensionale Plakat eines lächelnden Babys mit der Aufschrift: »Ab heute bestimmte ich, wann es ins Bett geht«, können die Tristesse wirklich lindern.

Über 1.000 Betten und – wichtig für uns – ein Perinatalzentrum. Das erste Fremdwort von vielen, die wir in den nächsten Monaten lernen werden.

Es gibt solche Zentren in ganz Deutschland. Hier werden Kinder behandelt, die keinen einfachen Start ins Leben hatten: Frühgeborene vor der 32. Schwangerschaftswoche und Babys mit besonders geringem Geburtsgewicht, Kinder, bei denen Komplikationen bei der Geburt absehbar oder deren Mütter schwer krank sind. Auch Kinder mit Behinderungen. Durch die Konzentration auf nur wenige Zentren in ganz Deutschland sollen die Überlebenschancen der Kinder gesteigert werden. Denn Perinatalzentren müssen qualifizierte Ärzte und Pfleger und die entsprechende Technik vorhalten. Und das Personal ist besonders erfahren, da es laufend Frühchen und kranke Babys behandelt. In unserm Perinatalzentrum sind es 300 bis 400 pro Jahr.

Von all dem wissen meine Frau und ich nichts, als sie im sogenannten Überwachungsraum des Kreissaals liegt. Eine rothaarige Oberärztin macht schon wieder einen Ultraschall. Trotz aller Untersuchungen ist oft nicht klar, warum eine Fruchtblase vorzeitig platzt. Doch im Moment bleibt uns keine Zeit, darüber nachzudenken. Gerne würden wir einen Moment innehalten, uns in den Arm nehmen, festhalten und gegenseitig sagen, dass wir das alles hier gemeinsam schaffen. Doch diesen Moment haben wir nicht. Stattdessen beginnt die Krankenhausroutine mit kalter Präzision.

Meine Frau wird aufgenommen. Das Tempo überrollt uns geradezu: Sie hat noch kein Bett, da klärt sie schon eine junge Ärztin über die Risiken von Kaiserschnitt und Narkose auf. Während wir die Entwicklungen der letzten Stunden noch nicht einmal richtig verkraftet haben, versuchen wir nun, uns irgendwie wieder zu konzentrieren. Vor Erschöpfung, Angst und Sorge können wir kaum zuhören. Die Worte treffen uns wie durch einen Nebel. Todmüde und am Ende unserer Kräfte hören wir zu. Am Ende unterschreiben wir einfach nur die seitenlangen Formulare.

Eine Hebamme bringt uns endlich auf die Mutter-Kind-Station. Ein Storch aus Gips hängt über dem Eingang. Helle Räume, eine Spielecke für große Geschwister. Die Hebamme zeigt auf eine geschlossene Tür. »Hier kommt zweimal in der Woche jemand vom Standesamt. Da können sie die Geburtsurkunden beantragen, wenn Ihre Kinder auf der Welt sind.« Schwachsinn, denke ich mir. Hier werden unsere Kinder bestimmt nicht zur Welt kommen.

Vier Tage warten

Dann beginnt das Warten. Ohne zu wissen, wie lange es dauern wird. Wir hoffen immer noch, dass meine Frau irgendwie in ein Krankenhaus an unserem Wohnort verlegt werden kann. Wir wälzen Gedanken, Zugfahrpläne, Straßenkarten, denken über Krankentransporte nach. Und immer wieder wandern unsere Gedanken zu den beiden kleinen Wesen im Bauch meiner Frau. Erst vor wenigen Tagen haben wir beim Ultraschall ihre beiden Herzchen schlagen sehen. Wenn wir die Augen schließen, können wir ihre Herztöne noch hören. Zum ersten Mal haben wir in ihre winzigen Gesichtchen geblickt, in dreidimensionalen Bildern dargestellt. Auf die kleinen Nasen, die feinen Lippen, die geschlossenen Augen. Immer wieder steht uns dieses Bild nun vor Augen, während wir im Herzen hoffen, dass alles gut ausgehen wird. Fast pausenlos horcht meine Frau in sich hinein, wie es unseren Kindern geht. Die haben es anscheinend eilig. Am gleichen Abend melden sie sich – meine Frau bekommt Wehen. Ich liege in unserem Hotelzimmer, meine Frau schon wieder im Kreissaal. Die Ärzte entscheiden schnell: Es gibt die zweite Lungenreifespritze, damit unsere Kinder möglichst gut atmen können, wenn sie zur Welt kommen. Außerdem einen Wehenhemmer, der aber nur 48 Stunden wirkt – so lange, wie die Lungenreife braucht. Meine Frau wälzt sich schlaflos auf ihrer Liege im Kreissaal zwischen blinkenden Monitoren und dem Gedankenkarussell im Kopf.

In dieser, unserer Situation befinden sich Eltern aus aller Welt. »Frühgeburt ist ein wirklich globales Problem«, stellte die Weltgesundheitsorganisation 2012 fest. Rund 15 Millionen Babys kommen jedes Jahr vor ihrem eigentlichen Geburtstermin zur Welt – das ist eins von zehn. Und ihre Zahl wächst. Eine Million Kinder stirbt jedes Jahr an den Folgen einer Frühgeburt. Sie ist der Hauptgrund, warum Kinder vor dem fünften Lebensjahr sterben.

In vielen Fällen ist es aber nicht klar, warum es zu einer Frühgeburt kommt. Das Alter der Mutter kann eine Rolle spielen. Rauchen, Alkohol, Stress, zu viel körperliche Aktivität während der Schwangerschaft oder bestimmte Erkrankungen der Mutter gehören zu den weiteren Risikofaktoren. Auch eine künstliche Befruchtung erhöht laut manchen Studien das Risiko (während andere das Gegenteil behaupten).

Bei Zwillingen ist es manchmal schlicht Platzmangel. Unsere beiden Kinder sind beide genauso groß wie zwei einzelne Babys, nur dass sie sich eine gemeinsame Gebärmutter teilen müssen. Meine Frau hat jetzt – im sechsten Monat - bereits einen so großen Bauch wie manch andere Frau kurz vor der Geburt. In den letzten Wochen lag sie manchmal stöhnend auf dem Sofa und fragte: »Wo finden die Murkel denn eigentlich noch Platz?« Damals haben wir noch gemeinsam über die Frage gelacht.

Es kann also sein, dass unsere Tochter, die in der Gebärmutter unten liegt, schlicht den Notausgang nehmen wollte, weil der Platz nicht mehr reichte. Die meisten Frühcheneltern müssen damit leben, dass sie den Grund für die Frühgeburt niemals kennen werden. Auch bei uns ist das der Fall. Trotz aller Möglichkeiten kann auch die moderne Medizin das Wunder des Lebens nicht immer erklären.

Für solche romantischen Betrachtungen haben wir in der aktuellen Situation leider keine Nerven und keine Zeit. Statt dem »Warum« steht für uns das »Was kommt jetzt« im Vordergrund. Die Ärzte haben darauf keine Antwort. In den ersten Tagen im Krankenhaus lernen wir einen medizinischen Leitspruch kennen, den wir in den nächsten Monaten noch häufig hören werden: »Das kann ich zum jetzigen Zeitpunkt noch nicht sagen.« Jeder Arzt trägt ihn in der Visite geduldig mit einem mitfühlenden Blick auf meine Frau im Krankenhausbett und mich daneben vor.

Eine andere Sache ist dagegen für die Ärzte klar: Sie wollen die Geburt so lange wie möglich hinauszögern. Meine Frau ist jetzt zwar in der 30. Schwangerschaftswoche und damit über die magische 23. Woche hinaus. Sie gilt in Deutschland als Grenze, ab der ein Kind medizinisch versorgt wird. Trotzdem können Frühgeborene auch danach schwere gesundheitliche Schäden oder Behinderungen davontragen. Jede weitere Woche im Mutterleib ist daher wichtig. »Die 3 vorne wollen wir möglichst noch erreichen«, sagt eine Ärztin einmal zu meiner Frau.

Eines Abends kommt ein Arzt von der Neonatologie ins Zimmer. Er sieht ein bisschen aus wie ein erwachsener Harry Potter: strubbelige Haare, Brille, freundlicher Blick. Er will uns erklären, was passieren wird, wenn unsere Mäuse zu früh zur Welt kommen sollten. Doch auch seine ruhige Stimme und das warme Lächeln können die Wucht seiner Worte nur bedingt mindern. »Je nach Lage können Sie ihre Kinder kurz sehen«, sagt er. Doch dann würden sofort die Untersuchungen beginnen. Vor allem müsse sofort geklärt werden, ob unsere Kinder beatmet werden müssen. Unsere Kinder am Sauerstoffgerät! Allein die Vorstellung, dass sie nicht selber atmen können und ihr Leben von einer Maschine abhängt, macht uns Angst.

Neben den Gedanken an unsere Kinder bin ich neuerdings noch mit fieberhaften Planungen beschäftigt. Rufe unsere Versicherungen an, wer einen Krankentransport für meine Frau zu unserem Wohnort übernehmen kann. Freunde fragen beim Roten Kreuz und der Feuerwehr nach, wie viel ein Transport kosten würde. Wir stoßen an die ersten Hürden, denn die meisten Unternehmen möchten den Transport nur machen, wenn das Krankenhaus ihn für vertretbar hält. Genau darauf wollen sich die Ärzte nicht festlegen. Wir suchen nach Zugverbindungen, schauen uns Straßenkarten an, überlegen, ob wir im Mietwagen fahren sollen, prüfen, wo an der Strecke Krankenhäuser für den Notfall wären. Ein riskantes Unterfangen, denn es gibt keine. Was, wenn unsere Kinder gerade dann zur Welt kommen wollen? Wir verwerfen den Plan schnell wieder.

Gleichzeitig wächst der Druck noch aus einem anderen Grund. Andere Frühcheneltern lernen ihn meist nach der Geburt ihrer Kinder kennen, wir schon jetzt. Wenn sich ein Frühchen ankündigt oder wenn es zur Welt gekommen ist, greift für die Mütter eine Reihe Schutzvorschriften. Krankschreibungen, Mutterschutz, Elternzeit – in der Regel muss keine Mutter an ihrem Arbeitsplatz erscheinen. Väterschutz gibt es aber keinen. Ich habe nur eine Woche Urlaub genommen, und die Tage zerrinnen uns jetzt zwischen den Fingern. Was, wenn unser Kinder weiter im Bauch bleiben und keine Ambitionen zeigen, zur Welt zu kommen? Ab nächster Woche müsse ich wieder zurück sein. Tägliches Pendeln ist bei einer Entfernung von über 200 Kilometern keine Option. Unter der Woche an unserem Wohnort zu bleiben aber auch nicht – meine Frau braucht mich, seelisch und ganz praktisch. Und ich will in der Nähe sein, falls die Kinder doch plötzlich kommen.

Zwei Tage Sonderurlaub für die Pflege kranker Angehöriger kann ich bei meinem Arbeitgeber beantragen. So steht es im Tarifvertrag. Aber zum Glück geht viel mehr. »Mach Dir keine Sorgen, wir finden eine Lösung«, schreibt mein Chef und bietet mir eine sofortige Urlaubsverlängerung an, bis das Kontingent aufgebraucht ist. Die Personalabteilung will mir Teilzeit ermöglichen, den Stundenumfang darf ich mir selber aussuchen. Auch unbezahlter Sonderurlaub wäre möglich, und das sofort. Diese Hürde ist also vom Tisch – aber nicht für Frühcheneltern, wo der Arbeitgeber nicht mitzieht.

Doch während wir planen und grübeln, treffen unsere Kinder plötzlich eine Entscheidung, die alles auf den Kopf stellt.

Eltern in 30 Minuten

Die SMS kommt kurz vor acht. Ein paar Worte, aber mir fällt trotzdem fast die Kaffeetasse aus der Hand. »Habe, glaube ich, einen Schleimpropf in der Unterhose. Könnte ein Teil der Geburtsvorbereitung sein«, schreibt meine Frau. Mein Herz rast, ich möchte einfach nur sofort los, ins Krankenhaus, sie in den Arm nehmen. Mit ihr darauf warten, was kommt. Was immer es auch ist. Aber meine Gastgeberin muss gleich weg. Mittlerweile wohne ich bei Freunden meiner Schwiegereltern. Ich habe versprochen, auf ihren Mann zu warten. Der ist beim Roten Kreuz, um herauszufinden, wie viel ein Krankentransport nach Hause kosten würde.

»Setz' Dich doch hin und lies ein bisschen Zeitung«, sagt meine Gastgeberin freundlich, doch ich tigere rastlos hin und her. Als ihr Mann kommt und mir von seinen Recherchen berichtet, höre ich nur mit einem halben Ohr hin. In mir fragt sich eine bange Stimme, ob wir den Transport überhaupt noch brauchen werden. Nach einer gefühlten Ewigkeit kann ich losfahren. Meine Frau ist blass, hat tiefe Augenringe. Die Ärztin hat in der Zwischenzeit einen Ultraschall des Muttermundes angeordnet, dazu das obligatorische Wehenschreiben. Doch erstmal heißt es wie so oft: warten.

Wir warten lange.

Später kommt eine junge Ärztin vorbei und macht uns Hoffnung. Da meine Frau die letzten Tage keine Wehen gehabt habe, könne dies ein Zeichen sein, dass noch lange keine Geburt bevorstünde. »Wenn es weiterhin keine Wehen gibt, dann können sie bald nach Hause fahren«, sagt sie lächelnd. Und der Schleimpropf? Das könne auch etwas anderes sein, sagt sie leichthin. Wir versuchen, uns über die Aussicht zu freuen, doch es gelingt nicht. Den ganzen Tag spüren wir das nervöse Kribbeln in uns. Nachmittags lauert der Moment der Wahrheit: Die Wirkung des Wehenhemmers endet. Treten dann Wehen auf, ist es ein klares Zeichen, dass unsere Kinder zur Welt kommen wollen. Erstmal aber passiert nichts. Bis ich gerade gehen will. Kurz vor 18 Uhr, nach über neun Stunden bangen Wartens. Meine Gastgeber warten mit dem Abendessen. Meine Frau hat mir einen Abschiedskuss gegeben, gerade will ich zur Tür raus. »Warte«, sagt sie plötzlich mit ganz ernstem Blick. »Ich glaube, ich bekomme Wehen.«

Oft haben wir uns in den letzten Monaten ausgemalt, wie die Geburt unserer Kinder ablaufen soll. Meist bei Kuschelrunden auf dem Sofa oder Hand in Hand bei einem Sonntagsspaziergang im Park. Unsere Kinder sollen entspannt und glücklich auf die Welt kommen. Am liebsten auf natürlichem Wege. Es soll ein Willkommensmoment für sie sein. Auch wenn uns die Ärzte immer wieder freundlich darauf hinweisen, dass viele Zwillinge in Deutschland per Kaiserschnitt zur Welt kommen, haben wir uns eine natürliche Geburt gewünscht. Sanftes Licht, eine schöne Umgebung, vielleicht leise Musik und viel Zeit für meine Frau, um die beiden auf die Welt zu bringen.

Nun aber schiebt eine Hebamme meine Frau im Rollstuhl in den Kreissaal, wo uns eine junge blonde Ärztin freundlich, aber resolut klarmacht, dass unser Traum geplatzt ist. »Wir machen einen Kaiserschnitt. Wir könnten natürlich noch bis drei Uhr heute früh warten, aber das macht keinen Sinn. Wir machen das jetzt«, sagt sie nach einem Telefongespräch mit der Oberärztin. Aber es soll noch eine Weile dauern, erklärt sie – erst müsse das OP-Team zusammengerufen werden. »Wir müssen auch noch einen Kollegen aus der Bereitschaft rufen, das wird eine Weile dauern«, meint die Ärztin. Denn bei Frühgeburten muss auch ein Neonatologe bereitstehen – in unserem Fall sogar zwei, um beide Kinder sofort versorgen zu können.

Wir werden in einen anderen Raum gebracht und versuchen erst mal, mit der neuen Situation klarzukommen. Schnell rufen wir noch unsere Eltern an und geben Bescheid, dass es jetzt losgeht.

Doch es dauert nur wenige Minuten, bis die Ärztin wiederkommt. »Das Team ist doch schon bereit, wir können loslegen«, teilt sie uns jetzt mit. Noch bevor wir uns das richtig klarmachen können, wird meine Frau schon aus dem Raum gerollt. Mehr als ein schneller Kuss bleibt uns nicht. Kurz darauf stehe ich in einem fensterlosen Umkleideraum, allein mit einem flauen Gefühl im Magen und Hunderten grünen OP-Hemden und Hosen, die auf Metallregalen ringsum gestapelt sind. Schnell tausche ich Jeans und T-Shirt gegen den Medizinerlook und versuche, all die Sorgen zu verdrängen, die in der Stille in mir aufsteigen: Kunstfehler, Geburtskomplikationen, die Angst, dass unsere Kinder oder meine Frau Schaden nehmen könnten. Gefühlt dauert es eine halbe Ewigkeit, bis die Ärztin kommt und mich in den OP führt. »Wir mussten noch ein wenig warten, weil ihre Frau zu unruhig war«, erzählt sie mit gelassener Stimme, während sie Arme und Hände über dem Waschbecken desinfiziert. »Sind sie nervös?«, fragt sie dabei. Ich nicke und sie lacht: »Also bei allem über 500 Gramm fange ich nicht an, mir Sorgen zu machen.«

Die macht sich meine Frau dafür umso mehr. »Bist Du da?«, fragt sie mit dünner Stimme. Ihre schweißnasse Hand zerquetscht fast meine. Ich sehe ihr blasses Gesicht, ihre weitaufgerissenen Augen. Das OP-Team, die Monitore, Kabel und Schläuche nehme ich in meinem Tunnelblick dagegen nur am Rande war. Über den Bauch meiner Frau ist ein grünes Tuch gespannt, sodass wir die Operateure nicht sehen können. Gefühlt dauert es wieder Stunden, bis wir hinter dem Tuch ein fröhliches »Uuuuuiiii« der Hebamme und Ärztin hören können. »Hallo«, flötet eine fröhliche Frauenstimme. Nun ahnen wir, dass unser erstes Kind das Licht der Welt erblickt hat, ohne es sehen zu können. Laut OP-Bericht ist es 19.30 Uhr. Ganz kurz hält man uns ein winziges Wesen hin. Unsere Tochter, noch ganz verschmiert und neu. Doch bevor wir auch nur richtig hinsehen können, wird sie zum Kinderarzt in einen anderen Raum getragen. Unser Sohn folgt zwei Minuten später, wieder bleibt uns nichts außer dem kurzen Blick.

Wir wissen, dass wir bei einer Frühchengeburt nicht das erleben können, wovon alle Eltern träumen. Das hat uns der Neonatologe vorher schließlich erklärt. Meine Frau wird unsere Kinder nicht sofort in den Arm nehmen und auf ihrer Brust schaukeln können und langsam mit ihnen in die Welt starten. Unsere Kinder werden nicht als erstes unsere Wärme spüren können, mit der wir ihnen den Schock der Geburt vielleicht ein wenig nehmen können. Frühchen müssen sofort untersucht werden, viele brauchen unmittelbar nach der Geburt Sauerstoff, weil ihre winzigen Lungen noch nicht ausgereift sind.

Der Ganze fühlt sich seltsam irreal an: Wir haben keine schreienden Neugeborenen im Arm, ich schneide keine Nabelschnur durch. Wie ein schlechter Traum, der wieder vergehen wird. Und zugleich spüren wir in unserem Gefühlschaos auch wieder die tiefe Traurigkeit, in diesem besonderen Moment unsere Kinder weggeben zu müssen. Unsere kleine, ganz neue Familie wird gleich wieder zerrissen.

Stattdessen geht das bange Warten wieder los. Wieder warten wir, mit klopfendem Herzen, ob es unseren Kindern gut geht. Wieder sind es wahrscheinlich nur kurze Augenblicke, die sich wie eine halbe Ewigkeit anfühlen. Wieder ein Schockmoment, als eine Krankenschwester zu mir sagt: »Sie können jetzt zu ihren Kindern«, und dabei eine Miene macht, als würde sie eine Todesnachricht überbringen. Zu allem Überfluss führt sie mich in einem Raum, an dessen Tür »Reanimation« steht. Die Art von Dingen, an die ich jetzt beim besten Willen nicht denken möchte. Stattdessen steht dahinter ein jovialer Oberarzt, der mich mit einer Begeisterung begrüßt, als sei er TV-Moderator und ich hätte in seiner Sendung gerade den Millionenpreis abgeräumt. »Geht es Ihnen gut, wollen sie sich lieber setzten? Kein Schwindel?«, fragt er freundlich. Immer wieder muss er mit seinen Erklärungen neu ansetzen, immer wieder wabern seine Worte durch meine Ohren und dröhnen in meinem Kopf, ohne irgendwo hängen zu bleiben. Wie durch eine Nebelwand verstehe ich nur, dass es den beiden so gut geht, wie es für Frühchen eben möglich ist.

Für mich gibt es in dem Moment einfach nur noch unsere beiden Mäuse, die in zwei kleinen Wärmebettchen liegen, mit Sauerstoffmasken auf ihren kleinen Gesichtern, mit Elektroden verklebt. Zitternd streiche ich mit meiner Hand über die beiden Köpfchen, während die beiden mit geschlossenen Augen bewegungslos daliegen. »Streicheln mögen sie in dem Alter noch nicht, es fühlt sich für sie eher unangenehm an. Geben Sie ihnen lieber Begrenzung«, sagt der Oberarzt. Ich lege beiden nacheinander ganz sacht eine Hand auf den Kopf und eine Hand unter die Fußsohlen. Das Gefühl soll sie an die Wärme und Sicherheit in der Gebärmutter erinnern, aus der sie vor wenigen Augenblicken so rau herausgerissen worden sind. Und so halte ich mit pochendem Herzen meine Kinder und hoffe, dass sie spüren, dass jemand da ist, der sich um sie sorgt.

Doch auch dieser Moment dauert nicht lange. Vor der Tür warten schon zwei Transportinkubatoren, die wie winzige Raumkapseln aussehen. Die Mäuse sollen so schnell wie möglich auf die Neonatologie verlegt werden, ihrem Zuhause für die nächsten Wochen. »Ab in Deine Einraumwohnung«, sagt eine Krankenschwester lächelnd zu unserer Tochter und legt sie in den Inkubator. Und unsere Kinder sind ebenso schnell wieder aus unserem Blick verschwunden, wie sie in unser Leben gekommen sind.

Meine Frau liegt blass und völlig erschöpft auf einem Bett. Doch schlimmer als alle körperlichen Schmerzen ist wohl der seelische. Sie wünscht sich nichts mehr, als endlich bei den Kindern zu sein, die sie bis auf den kurzen Blick im Kreissaal noch nicht zu Gesicht bekommen hat. Doch die Schwestern sind eindeutig: Erst wenn sie aufstehen und sich selbst in einen Rollstuhl setzen kann, darf ich sie auf die Frühchenstation schieben. Erst mal soll sie einige Brote essen und etwas trinken, um wieder zu Kräften zu kommen. Immer wieder versucht sie, sich im Bett aufzusetzen. Dann muss sie sich zur Seite drehen, aufstehen und sich in den Rollstuhl setzen. Doch die Wunde vom Kaiserschnitt schmerzt bei jeder Bewegung.

Immer wieder versucht sie aufzustehen, das Gesicht schmerzverzerrt. Immer wieder stöhnt sie und schreit vor Schmerzen auf. Ich flehe sie an, aufzuhören, sich zu schonen, aber die Sehnsucht nach ihren Kindern ist größer. Irgendwann schafft sie es, wie in Zeitlupe, die Lippen so fest aufeinandergebissen, dass sie fast weiß werden. Doch dann sitzt sie im Rollstuhl und ich schiebe sie Richtung Frühchenstation.

Die Flure sind menschenleer, draußen ist es dunkle Nacht. Schon lange haben wir nicht mehr auf die Uhr gesehen. Zeit spielt für uns jetzt ohnehin keine Rolle mehr. Die Frühchenstation liegt still und ruhig da. Unsere Kinder liegen in zwei Inkubatoren, die mit bunten Deckchen verhüllt sind. Der Überwachungsmonitor zeichnet ihre Herzkurven, ihre Atmung und ihren Puls nach – rote, gelbe, blaue Kurven. »Ich habe nicht gedacht, dass sie es heute noch mal hierher schaffen«, sagt eine Schwester anerkennend zu meiner Frau. Wenige kostbare Momente haben wir mit unseren Kindern, bevor wir wieder zurück in den Kreissaal müssen: Zwei winzige kleine Wesen, die Ärmchen und Beinchen dünn wie Streichhölzer, im Verhältnis zum Körper viel zu lang. Heller Flaum bedeckt die seltsam rote Haut. Mit den weißen Wollmützchen auf dem Kopf wirken sie wie zwei kleine Skifahrer. Ihre Gesichter verschwinden fast völlig unter den Atemmasken. Ein paar Minuten, dann müssen wir wieder gehen. Aber die Schwestern haben uns ein besonderes Geschenk gemacht: Ausnahmsweise dürfen wir beide heute Nacht gemeinsam in einem Zimmer übernachten. Wenigstens sind wir nach diesem dramatischen Abend nicht getrennt.

Doch viel schlafen wir ohnehin nicht. Lange liege ich auf meiner Liege noch wach, während die Geburt an meinem inneren Auge noch einmal vorbeizieht. Auch meine Frau wälzt sich hin und her. Am nächsten Morgen wirkt alles immer noch völlig surreal bis auf unsere höchst realen Schmerzen. Mein Kopf klopft und hämmert und damit bin ich von uns beiden noch am besten dran. Meine

Frau ist blass, die Augenringe wirken noch dicker. Doch vor allem macht ihr die OP-Narbe zu schaffen. Sie schmerzt noch immer stark, nur mit Mühe kann sie sich bewegen oder aufrichten.

Zu allem Überfluss muss ich den Mietwagen volltanken, die Verleihfirma will ihn später gegen einen saftigen Aufpreis am Krankenhaus abholen. Als ich um kurz nach 6 Uhr auf den leeren Parkplatz trete, verschlägt es mir den Atem: Ganz kleine, sanfte Schneeflocken fallen aus dem grauen Morgenhimmel. Eine völlig absurde Situation nach den warmen Vorfrühlingstagen zuvor. Ganz kurz glaube ich, dass meine Nerven mir einen Streich spielen. Doch dann fallen die kleinen Kristalle in meine ausgebreiteten Hände. »Frau Holle begrüßt ihre neuen beiden Erdenbürger«, schießt es mir durch den Kopf. Dann kommen die Tränen.

Erste Schritte ins Leben

Völlig gerädert und ungewaschen sind wir zum zweiten Mal auf dem Weg zu unseren Kindern. Bisher waren Intensivstationen für mich ein Ort, wo das Leben trotz aller Kämpfe endet. Für unsere Kinder ist es der Ort, wo das Leben beginnt.

Doch dieser Kampf ist merkwürdig still. Kaum ein Laut dringt aus den Zimmern auf den Flur der Frühchenstation. Dafür findet er vor den Augen aller Besucher statt: Zum Flur hin sind die Wände der Krankenzimmer aus Glas. Sicherheit geht vor Privatsphäre, damit müssen wir wie alle Eltern hier leben.

Wir gewöhnen uns schnell daran, mit einem Tunnelblick über den Gang zu laufen und die Zimmer an der Seite zu ignorieren. Wir wollen nicht, dass uns andere Eltern mit unseren Kindern beobachten, also tun wir es auch nicht. In den Zimmern: bunte Glasbilder als Bullaugen gestaltet, darauf Meer, Schiffe, Piraten.

Wir nehmen das alles kaum wahr. Wir haben nur Augen für unsere Kinder. Da sind sie, unsere beiden Schätze in ihren Inkubatoren, fast scheinen sie unter den Atemmasken und dem Meer aus Kabeln und Schläuchen zu verschwinden. Die Überwachungsmonitore zeichnen ihren Puls, Herzschlag und die Sauerstoffsättigung in zittrigen Kurven auf.

Es ist traurig und absurd. Es gibt keinen Moment, in dem wir unseren Kindern so nahe sein möchten wie jetzt. Stattdessen sind wir so weit von ihnen entfernt. Wir können sie nicht in den Arm nehmen, an uns drücken, festhalten und sie spüren lassen, dass sie hier in dieser völlig fremden Welt, nach diesem völlig abrupten Start ins Leben, geliebt und geborgen sind. Wir dürfen gar nichts tun, ohne vorher zu fragen.

Nicht wir sind gerade die wichtigsten Personen im Leben unserer Kinder, nicht wir entscheiden über ihr Schicksal, sondern Schwestern und Ärzte. Jeden Morgen, wenn wir die Station betreten, bekommen wir als erstes von der Schwester einen Überblick, wie es den beiden geht. Es hat etwas von Chefarztvisite, wenn sie uns über Herzschlag, Puls und Atmung der beiden informiert. Nur dass wir danach nicht entscheiden, wie die beiden behandelt werden. Auch wenn wir die beiden in guten Händen wissen, wenn wir fühlen, wie wichtig es allen hier ist, dass es den Kindern und auch uns gut geht: Diese Verantwortung abgeben zu müssen, wiegt schwer.

Wir schrecken bei jedem Klingeln und Bimmeln auf, wenn die Überwachung Alarm schlägt, weil Puls und Herzschlag in die Höhe geschossen oder zu sehr abgesunken sind. Tagelang werden wir dann nervös den Rufknopf drücken, obwohl uns die Schwestern freundlich, aber bestimmt darauf hinweisen, dass sie alle Werte in ihrem Stationszimmer sehen und bei einem Notfall sofort da wären. Alles in diesem Zimmer erinnert uns ständig daran, wie fragil diese beiden kleinen Wesen noch sind. Jeder Keim könnte eine Gefahr sein, weil ihr unterentwickeltes Immunsystem damit nicht zurechtkommen würde. Und manche Kinder erleben in diesen ersten Wochen auch eine Gehirnblutung…

Dabei sind die Überlebenschancen unserer Kinder gut: Über 80 Prozent aller Frühchen, die zwischen der 26. und der 29. Woche mit einem Geburtsgewicht von 1.000 bis 1.500 Gramm zur Welt kommen, überleben. Und auch bei den allerkleinsten vollbringt die Medizin heute wahre Wunder: Selbst bei Kindern, die in der 24. und der 25.Woche mit einem Gewicht von unter 1.000 Gramm geboren wurden, überleben rund 90 Prozent. 2010 kam Frühchen Frieda in Fulda nach nur 21 Schwangerschaftswochen mit 460 Gramm zur Welt und überlebte.

Verglichen damit sind unsere Kinder riesig. Sie wiegen beide um die 1.400 Gramm. Aber auch das ist nur etwas mehr als fünf kleine Packungen Butter.

Und wir merken, wie viele Gefahren da noch lauern. Unser Sohn hat erhöhte Entzündungswerte. Irgendeine Infektion quält den kleinen Körper. Während seine Schwester ruhig in ihrem Inkubator liegt, können wir mit ansehen, wie er leidet. Immer wieder krümmt sich der kleine Körper. Sein Atem geht schnell, manchmal schnaufend. Oft ist sein kleines Gesicht zusammengekniffen, die Stirn schon in Ansätzen gerunzelt. Es ist nicht das rosige Gesicht eines Babys, sondern es wirkt wie das eines erschöpften alten Mannes. Kaum auf der Welt bekommt er schon Antibiotika.

Alle Frühcheneltern kennen dieses Gefühl: Wir wollen nichts mehr, als unseren Kindern helfen. Ihnen Kraft geben, damit sie es schaffen. Stattdessen sind wir nur die Statisten. Es sind Ärzte und Schwestern, die jetzt entscheiden. Und auch wenn wir ihnen vertrauen: Die vielen Fachausdrücke, Diagnosen, Angaben über Gewichtszunahme und Herzschlag verunsichern uns in den ersten Tagen eher. Dankbar sind wir dagegen für jedes Lächeln, das uns signalisiert, dass alles gut werden wird.

Kuscheln, um zu überleben

Es gibt nur eines, das wir unseren Kindern in den ersten Tagen geben können: Wärme. Jeden Morgen und jeden Nachmittag das gleiche Ritual. »Ich schaue mal, ob ein Sessel frei ist«, sagt die Schwester und eilt davon. Wenn wir Pech haben, ist es nur einer, wenn wir Glück haben, zwei. Dann finden wir uns kurz darauf mit nacktem Oberkörper in den bequemen orangen oder roten Sesseln wieder. Die Schwestern legen uns die Kinder auf den Bauch, stecken Kabel und Schläuche um, decken die Kinder vorsichtig mit Handtüchern zu. Und dann liegen wir dort mit ihnen für ein oder zwei Stunden.

Und das hilft erstaunlicherweise viel. Känguru-Methode nennt sich die Technik. Ihr Erfinder ahnte wohl kaum, welche Revolution er damit auslösen wurde. Edgar Rey Sanabria, ein Kinderarzt aus Kolumbien, erfand sie vielmehr aus reiner Not. Inkubatoren waren in den 1970er Jahren in seinem Krankenhaus Mangelware. Daher schlug er vor, dass Frühgeborenen regelmäßig mit der Haut ihrer Mütter in Berührung kommen sollten. Heute ist seine Methode weltweit verbreitet, selbst die Weltgesundheitsorganisation empfiehlt sie. In Ländern ohne Hochleistungsmedizin ist sie oft die einzige Methode, um Frühgeborene zu versorgen.

Wissenschaftler sagen, dass die Känguru-Methode Kindern rundum guttut: Herzschlag und Atem werden ruhiger, ihr Stresslevel sinkt. Das Immunsystem wird gestärkt, weil die Kinder Keime und Bakterien von der Haut ihrer Eltern aufnehmen. Es ist auch ein Moment, in dem die Bindung zwischen Eltern und Kindern wächst.

Wir spüren das jedes Mal ein wenig mehr. Es ist ein kleiner Ausgleich für den Schmerz nach der Geburt und das traurige Gefühl, die Mäuse meist nur durch das Kunststoffglas des Inkubators zu sehen.

Und hoffentlich ist es auch ein schöner Moment für unsere Kinder, die von einem Moment zum anderen aus der Wärme und Sicherheit der Gebärmutter gerissen wurden und nun die meiste Zeit allein, ohne uns und ohne einander, in ihren Brutkästen liegen.

Wir spüren beim »Känguruhen«, wie es im Fachjargon heißt, wie unsere Angst vergeht, obwohl die Kinder am Anfang noch immer ihre Atemmasken aufhaben und die Elektroden auf ihren Oberkörpern kleben. Doch wenn wir in den Liegesesseln zwischen den Brutkästen sitzen und die Kinder für eine gute Stunde auf unseren nackten Oberkörpern liegen, ihre kleinen Köpfchen eng an uns geschmiegt und wir die Augen schließen, dann beginnt die Welt um uns herum langsam zu verschwinden. Das Gedankenkarussell hält für einen kleinen Moment an. Wir vergessen alles um uns herum – auch die Ängste, wie es für unsere Kinder weitergehen wird. Für einen kurzen Moment sind wir alle einfach nur da. Wir spüren, wie wir immer mehr zu einer Familie werden und wie unsere Hoffnung wächst. Mit der Zeit vergessen wir auch die Maschinen. Wir sehen plötzlich auch im Brutkasten in erster Linie unsere Kinder. Masken, Schläuche und Elektroden jagen uns keine Angst ein, sondern gehören irgendwann einfach dazu. Denn wir haben Glück: Unsere Kinder sind bald stabil. Dass es auch ganz anders gehen kann, sehen wir jeden Tag. Im gleichen Zimmer liegt ein weiteres Frühchen, dessen Atmung immer wieder aussetzt. Vor der Geburt hat uns der Kinderarzt bereits gewarnt, dass diese sogenannte »Frühgeborenenapnoe« bei vielen Frühgeborenen in den ersten Lebenstagen auftaucht. Gut ein Viertel ist betroffen, weil ihr Atemzentrum noch nicht weit genug entwickelt ist. Das ist der Teil des Gehirns, der die Atmung steuert. In der Regel verschwindet sie wieder von selbst.

Unsere Kinder sind zum Glück nicht betroffen, bei ihrem Zimmernachbarn ist das leider anders. Immer wieder klingelt der Überwachungsmonitor schrill, weil seine Atmung aussetzt. Immer wieder kommt eine Schwester ins Zimmer. Immer wieder feuern ihn seine Eltern an: »Komm, Kumpel, mach' jetzt keinen Blödsinn.« Nach einigen bangen Sekunden beginnt er wieder zu atmen.

Eine Frühgeborenen-Apnoe ist noch vergleichsweise harmlos. »Wir haben hier auch schon Nottaufen gehabt«, erzählt uns eine Schwester nach einigen Tagen. Doch die schlimmsten Fälle sehen wir erst gar nicht. Dafür bemerken wir, dass das Frühchen im Nebenzimmer nie Besuch bekommt. Es sind keine Eltern da, die es auf den Bauch nehmen und kuscheln. Immer wieder füllt sein verzweifeltes Weinen den Raum. Nur einmal ist eine Frau für gut zwanzig Minuten dort, bis sie gleich wieder verschwindet.

Wir sehen dagegen, wie entspannt unsere Kinder auf der Brust liegen. Mit ihren kleinen Köpfchen und Händchen scheinen sie sich an uns zu schmiegen. Unsere Herzen schlagen schneller, wenn sich eines der dunklen Augen kurz öffnet. Nur wenige Augenblicke, dann schließen sich die Lider wieder. Dann wünschen wir uns, dass die Kinder uns irgendwie wahrnehmen können und wissen, dass wir da sind und auf sie aufpassen.

Schritt für Schritt tasten wir uns neben dem Kuscheln wieder ins normale Leben heran. Mittags gehen wir zusammen in die Krankenhauskantine zum Essen und nach einigen Tagen schafft es meine Frau dann wieder, einen kurzen Spaziergang zum See hinter dem Krankenhaus zu machen. Hier macht sich der Vorfrühling immer mehr breit, die Vögel zwitschern, die Sonne spiegelt sich auf den blauen Wellen und in unsere Sorge mischt sich auch immer wieder Freude und Hoffnung.

Zuhause auf Zeit

Immer häufiger kommen wir nicht mehr mit Angst auf die Station. Wir kommen voller Vorfreude. Es ist ein Gefühl wie vor einem Date, wenn wir morgens an der Stationstür stehen. Das liegt einerseits an unseren Kindern: Beide Herzen schlagen, beide atmen, auch die Blutwerte unseres Sohnes sind wieder normal. Doch es liegt auch an den Ärzten und Schwestern, die uns vermitteln, dass unsere Kinder in guten Händen sind. Wenn wir auf die Station kommen, ist sofort eine Schwester da, die uns informiert, wie es unseren Kindern geht. Geduldig erklären uns Ärzte und Schwestern auch mehrmals, welche Medikamente unsere Kinder bekommen oder warum der Herzschlag in dieser Woche höher ist als normal, wenn wir in unserem erschöpften Zustand mal wieder nicht alles aufnehmen konnten. Und wir sind dankbar, dass uns die Schwestern in den ersten Tagen noch alles abnehmen: füttern, wickeln, Medikamente geben. So bekommen wir etwas Luft, um uns zu erholen.

Und wir bekommen immer wieder Raum zum Auftanken. Zum Beispiel in der »Elterninsel«, einem Aufenthaltsraum mit gemütlichen Sesseln. Hier können Eltern mal Atem holen und sich unterhalten. Die Psychologin lädt irgendwann alle Eltern zu Kaffee und Kuchen ein, um in Ruhe ins Gespräch zu kommen. Eine Atmosphäre, die wir noch für selbstverständlich halten. Wir werden bald erfahren, wie falsch wir damit liegen.

Doch auch jetzt kommen immer wieder wehmütige Momente. Immer wieder merken wir, wie sehr sich unsere Situation von der normaler Eltern unterscheidet. Im Leben unserer Kinder sind wir in den ersten Wochen Gäste: Wir müssen uns anmelden und warten, bis eine Schwester die Stationstür öffnet, wenn wir zu ihnen wollen. Jeden Abend müssen wir uns verabschieden. Müssen darauf vertrauen, dass Schwestern und Ärzte gut auf sie aufpassen, wenn wir nicht bei ihnen sind. Wie viele Mütter wünscht sich auch meine Frau, unsere Kinder stillen zu können. Doch das ist im Moment völlig aussichtlos. Nicht mal die Flasche können wir ihnen geben. Stattdessen werden sie über eine Sonde ernährt: Aus den beiden kleinen Näschen ragt jeweils ein dünner, durchsichtiger Schlauch. Meine Frau muss Milch abpumpen. Sie kommt in eine Spritze, die zunächst die Schwestern und dann wir auf die Spitze der Sonde setzen. Dann drücken wir die Mich ganz langsam durch den Schlauch in unsere

Kinder hinein. Am Anfang sind es nur wenige Milliliter. »Pass auf, Du drückst viel zu schnell«, sagt meine Frau panisch, als ich beim ersten Mal die Kinder auf diese Weise füttere.

Selbst das Medizinerlatein gehört für uns irgendwann dazu. Schon eine normale Schwangerschaft fühlt sich wie ein medizinischer Crashkurs an. Frühcheneltern zu sein aber schon fast wie ein komplettes Medizinstudium. Die Fachworte prasseln in den ersten Wochen nur so auf uns ein. »HighFlow« und »CPAP« sind zwei verschiedenen Methoden zur Atemunterstützung. Bilirubin ist keine illegale Droge, sondern ein Stoff, der beim Abbau roter Blutkörperchen entsteht. Vielen Frühchen fehlt aber ein Enzym, um Bilirubin richtig abbauen zu können. Entsprechend steigt der Bilirubinanteil in ihrem Blut und die Haut färbt sich gelb. Auch bei unserem Sohn, der deshalb mit Blaulicht bestrahlt wird.

Anfangs haben uns solche Fachausdrücke in den Gesprächen mit den Schwestern und Ärzten eingeschüchtert, nun ist es ganz anders. Wir kennen die wichtigsten und das gibt uns Sicherheit. Langsam bekommen wir das Gefühl, mit der Situation und unseren Kindern umgehen zu können. Besser zu verstehen, wie es ihnen geht und was sie brauchen. Die Frühgeburt wirkt plötzlich auf uns wie eine Krankheit, die irgendwann weg ist. Und so lernen wir nicht immer nur neue Ausdrücke, sondern helfen auch begeistert mit. Zum Beispiel tragen wir irgendwann völlig routiniert Körpertemperatur, Gewicht, Urin und Stuhl unserer Kinder in Tabellen neben ihren Inkubatoren ein, was sonst die Schwestern machen. Auch das gibt uns ein Gefühl, dass wir nicht nur hilflos in der Gegend herumstehen, sondern auch eine Rolle bei der Versorgung unserer Kinder spielen.

Das sind nur die ersten Schritte. Langsam beginnen die Schwestern, uns in die tägliche Arbeit einzubeziehen. So sollen wir lernen, unsere Kinder zu wickeln. Für einen Geburtsvorbereitungskurs reichte die Zeit nicht mehr. Wir beginnen also tatsächlich ganz von Anfang an. Als ich meinem Sohn zum ersten Mal im Inkubator eine neue Windel anziehen soll, geht alles schief. Zunächst halte ich seine Beine viel zu hoch, nachdem ich die alte Windel entfernt habe. Er beginnt zu zucken. Auf dem Monitor sehe ich, wie sein Herzschlag plötzlich zunimmt. Erschrocken lasse ich seine Beine wieder fallen.

Da ich ihm so aber keine neue Windel anziehen kann, nehme ich seine Beine hektisch wieder hoch. Der Monitor klingelt bedrohlich. »Soll ich ihnen helfen?«, fragt die Schwester mit amüsiertem Lächeln, nachdem sie ins Zimmer gekommen ist. »Ich schaffe das schon«, antworte ich mehr trotzig als überzeugt. Hilflos versuche ich, die neue Windel meinem Sohn unterzulegen. Es klappt nicht, da ich nicht weiß, wie ich seinen Rücken anheben soll. Ich spüre die Panik in mir, da der Monitor unablässig warnt und klingelt. »Soll ich nicht doch lieber helfen?«, fragt die Schwester mit der Aura einer verständnisvollen Großmutter. Ich gebe auf. Doch beim nächsten Mal klappt es dann besser.

Kampf mit der Bürokratie

Meine Frau ist den Tränen nahe. Einmal mehr. So oft wie in diesen Tagen habe ich sie in fünf Jahren Beziehung nie weinen sehen. Im Gegenteil: Sie ist auf 6.000 Meter hohe Berge in Südamerika gestiegen, mit dem Jeep durch den Oman und mit dem Fahrrad über den Balkan gefahren. Sie war oft genug diejenige, die mich mit ihrer Zuversicht und ihrem Mut mitgerissen hat.

Jetzt ist da ein anderer Mensch, einer, der am Ende seiner Kräfte angekommen ist. Die Blässe, die Ringe um die Augen, nichts geht weg. Doch sie beißt die Zähne zusammen. »Ich muss für meine Kinder da sein«, sagt sie, wenn ich sie bitte, sich auszuruhen und an sich zu denken. Jede freie Minute ist sie bei den beiden, kuschelt, füttert, streichelt, spricht mit ihnen. Verbeißt sich alle eigenen Bedürfnisse und Probleme. Ständig pendelt sie zwischen der Wöchnerinnenstation, wo sie immer noch Patientin ist, und der Neonatalogie hin und her. Muss ständig rennen, um noch pünktlich zum Essen zu sein. Dazwischen versucht sie, so viel Milch wie möglich abzupumpen, damit sie unsere Kinder ernähren kann. Neben den Sorgen um unsere Kinder mache ich mir immer mehr Sorgen um sie.

»Ich habe Dich vermisst. Ich habe mir gewünscht, dass Du mehr bei mir hättest sein können«, sagt meine Frau später über diese Zeit. Und ich wäre jetzt gerne einfach für sie da. Aber es geht nicht. Wie alle Frühchenväter lebe ich ständig in zwei Welten. Eine ist die Welt unserer Kinder – bei ihnen zu sein, ihnen Wärme und Nähe zu schenken und sie zu versorgen. Die andere ist die Welt der Formalitäten. Es ist so, als hätte ich noch ein drittes Kind: den Staat. Er zetert, fordert ständige Aufmerksamkeit und gibt erst Ruhe, wenn seine Forderungen erfüllt werden.

Während sich die Kinder mit Kuscheln und Milch zufriedengeben, ist der Staat sehr viel anspruchsvoller. Denn die Liste an Formalitäten nach jeder Geburt ist lang: Elternzeit, Elterngeld, Kindergeld, Mitversicherung der Kinder bei der Krankenkasse. Und wir als Frühcheneltern sind da besonders gekniffen. Denn kluge Eltern sorgen vor. Auch wir wollten nach unserem Urlaub schon mal möglichst viele Antragsformulare ausfüllen, die nötigen Unterlagen zusammenbekommen und damit alle Formalitäten so gut wie möglich vorbereiten. Vorher waren wir mit dem Umzug in eine neue Wohnung beschäftigt, volle Kartons stehen auch jetzt noch überall herum. Doch unsere Kinder haben den Zeitplan zunichtegemacht.

Und nun muss ich mich alleine kümmern, denn meine Frau hat weder Kraft noch Zeit dafür. So versuche ich in den ersten Tagen nach der Geburt, mit dem Smartphone in den kurzen Mittagspausen erst mal mühsam herauszufinden, welcher Antrag bis wann bei welchem Amt gestellt werden muss.

Aber der ganze Papierkram ist zusätzlicher Druck, den wir in unserer aktuellen Verfassung nicht brauchen können. Unsere ganze

Energie brauchen wir für unsere Kinder. Und Nerven, mir zuzuhören, hat sie bei diesem Thema auch nicht. »Lass mich damit bloß in Ruhe«, faucht sie mich an, als ich ihr gerade ankündige, warum ich welches Amt in den nächsten Tagen aufsuchen muss. Ich bin kaum weniger dünnhäutig und fauche zurück. Alles bricht für mich in diesem Moment zusammen. Sieht meine Frau eigentlich nicht, wie zerrissen ich mich zwischen der Sorge um unsere kleine Familie und dem ganzen Bürokratiekram fühle? Wie viel Kraft und Konzentration mir das Ganze abverlangt? Unser Streit zieht sich über den ganzen Weg von ihrem Zimmer auf der Mutter-Kind-Station bis zur Frühchenstation hin. Am Ende liegen wir uns mit Tränen in den Augen in den Armen.

Mit der Geburtsurkunde haben wir noch Glück. Sie ist die Eintrittskarte in die Welt der staatlichen Leistungen für Kinder und Eltern. Ohne Geburtsurkunde gibt es nichts. Aber hier kommt eine freundliche Standesbeamtin zweimal in der Woche ins Krankenhaus und erledigt mit den Eltern die Formalitäten. Trotzdem läuft es nicht ganz problemlos. Die Beamtin braucht unsere Eheurkunde und die liegt natürlich zuhause. Also fahre ich am nächsten Tag los, kann die Fahrt aber immerhin nutzen, um in unserer Wohnung nach dem Rechten zu sehen und neue Kleidung zu holen.

Aber das sind die kleinen Probleme. Das viel größere ist: Frühchen und die staatliche Verwaltungslogik gehen einfach nicht zusammen. Auch wir hatten ja klare Ideen: Nach der Geburt wollte ich zwei Monate Elternzeit nehmen. Da dachten wir auch, dass alles problemlos klappt und wir nach zwei, drei Tagen im Krankenhaus wieder zuhause sein werden. Auch jetzt möchte ich erst nach der Entlassung Elternzeit nehmen, damit meine Frau dann nicht mit beiden Kindern von einen Tag auf den anderen alleine klarkommen muss. Doch nun können bis zur Entlassung noch Monate vergehen. Eine klare Prognose wagt keiner: »Das kann ich beim besten Willen noch nicht sagen«, antwortet der Neonatologe mit freundlichem

Lächeln, als wir ihn einige Tage nach der Geburt fragen, wie lange unsere Kinder noch bleiben müssen. Und wird es mit ebenso freundlichem Lächeln noch viele Male wiederholen.

Doch das kümmert den Staat relativ wenig. Überall gibt es starre Fristen, sollen wir ständig alles vorher wissen. Was mit Frühchen eine echte Herausforderung ist. Längst nicht alle Folgen der frühen Geburt zeigen sich in den ersten Monaten. Bei einigen Kindern wird erst viel später klar, ob sie in ihrer Entwicklung verzögert sind. Dann möchte man sie vielleicht nicht mit einem Jahr, wie geplant, in die Kita geben. Wie immer hängt viel vom Arbeitgeber ab, zum Beispiel bei der Elternzeit. Wir haben wie so oft in unserer misslichen Lage da wieder mal Glück. »Ich kann den Antrag auch innerhalb einer Woche genehmigen«, sagt meine Personalreferentin am Telefon. Ich würde sie am liebsten umarmen. Doch was machen Eltern, die nicht so tolle Arbeitgeber haben?

Schnell ist meine Hoffnung verflogen, alles in ein paar Tagen zu erledigen und dann endlich für meine Familie da sein zu können. Stattdessen setzt mir das nagende Gefühl im Hinterkopf, dass immer noch Anträge gestellt werden müssen, mit der Zeit immer mehr zu. Es ist so, als säße ich an einer immer noch unfertigen Doktorarbeit und der Tag der Abgabe würde ständig näherrücken, ohne dass ich eine weitere Zeile aufs Papier kriegen würde.

Besonders der Elterngeldantrag treibt mich zur Verzweiflung: acht Seiten im feinsten Bürokratiesprech. Nachdem wir versichert haben, dass wir verheiratet sind, zusammenleben, Elterngeld wollen, Partnerschaftsbonus beantragen und keine Flüchtlinge sind, kommt das eigentliche Highlight: Fein säuberlich müssen wir in einer Tabelle noch einmal die Lebensmonate unserer Kinder ankreuzen, in der jeder von uns Elterngeld beantragen will. Es ist wie bei »Schiffe versenken« – bloß das Kreuzchen im richtigen Feld machen!

Noch schlimmer sind aber die Anlagen, die wir beilegen sollen: neben den Kopien der Personalausweise noch die Bescheinigung über das Mutterschaftsgeld, die Bescheinigung unserer Arbeitgeber über die Elternzeit, Gehaltsnachweise der letzten zwölf Monate für uns beide (von denen natürlich wieder einige fehlen). Am Ende haben wir über 40 Seiten Anlagen zusammen. Zu allem Überfluss übersehe ich aber in meiner Erschöpfung, dass wir beide das Antragsformular an zwei verschiedenen Stellen unterschreiben müssen. Da meine Frau die Blankoformulare zuhause unterschrieben hat und ich alleine aufs Amt gegangen bin, stehe ich jetzt ziemlich auf dem Schlauch.

Eigentlich müsste ich jetzt wegen einer fehlenden Unterschrift mit dem gesamten Antrag und allen Anlagen wieder nach Hause tingeln, weil nur vollständige Anträge bearbeitet werden. Wieder einmal spüre ich, wie ich am liebsten den Kopf auf die Tischkante hauen will. Zum Glück ist die Sachbearbeiterin nett: Sie nimmt meine Unterlagen bis auf die eine Seite an, auf der die Unterschrift fehlt. Die nehme ich mit nach Hause und schicke sie mit unseren Unterschriften anschließend per Post.

Auch wenn wir es in der Flut der Anträge nicht mehr wahrnehmen können – eigentlich geht es uns gut, dass wir neben unseren Kindern nur die Bürokratie als große Baustelle haben. Denn wir haben einen Monat vor der plötzlichen Geburt mit meinen Eltern noch das Kinderzimmer aufgebaut. Eine Woche lang klapperten wir Möbelgeschäfte und Babymärkte ab. Damals habe ich innerlich gelächelt, als meine Mutter meinte: »Das kann man gar nicht früh genug einrichten. Man weiß ja nie, was passiert.« Für mich die üblichen Sprüche meiner Mutter, die schon immer alles wenn möglich jahrelang im Voraus geplant und organisiert hätte.

Jetzt bin ich ihr und meinem Vater im Stillen wahnsinnig dankbar. Auch wenn wir nach dem Umzug noch längst nicht alle Möbel haben und noch immer Kartons ausgepackt werden müssen, stehen zumindest schon zwei Kinderbetten und eine Wickelkommode. Eine sehr komfortable Ausgangslage, verglichen mit anderen Eltern. Als ich die Schlafsäcke im Babymarkt kaufe und mit der Verkäuferin ins

Gespräch komme, bleibt mir fast das Herz stehen. »Einmal kam eine Frau mit Kinderwagen zu uns in den Laden. Im Wagen lag ein winziger Säugling«, erzählt sie. »Sie erzählte, dass ihr Kind ein Frühchen war und sie gerade von einem Tag auf den anderen aus dem Krankenhaus ohne Vorwarnung entlassen wurde. ›Ich habe noch gar keine Sachen, überhaupt nichts‹, sagte sie uns brach in Tränen aus. Wir haben sie dann erst mal in einen Sessel gepackt, ihr das Kind in den Arm gelegt und dann eine Grundausstattung für sie zusammengesucht.« Auch wir werden noch erleben, wie Krankenhäuser mit Frühcheneltern umspringen. Etwas, das wir uns in diesem Moment noch gar nicht vorstellen können.

Es geht bergauf

Unseren Kindern geht es besser. Wir spüren es schon allein daran, dass nicht immer gleich ein Arzt dasteht und uns informiert, wenn wir auf die Station kommen. Wir sehen es, wenn sie beim Kuscheln ohne Atemmasken auf uns liegen, die im Vergleich zu ihren winzigen Mündern und Näschen riesig wirken. Wir spüren es an den ganz kleinen Zeichen: Einmal kuschelt sich unsere Tochter an die Brust meiner Frau, als sie bei ihr auf dem Bauch liegt, schiebt sich vorwärts und nimmt die Warze in den Mund. Ein erstes Zeichen, dass sie an der Brust trinken will. Auch meiner Frau geht es besser. Die Narbe schmerzt nicht mehr so. Endlich kann sie wieder gehen. Mittags wandeln wir durch den riesigen Krankenhaus-Park.

Zu Ostern bekommen wir ein besonderes Geschenk: Meine Frau wird endlich von der Mutter-Kind-Station entlassen. Es ist der schönste Moment an diesem für uns so ungewöhnlichen Fest. Wer kann, ist jetzt bei der Familie. Wir merken es auf den Gängen. Wo sonst Ärzte in wehenden Kitteln vorbeieilen, Betten mit Patienten geschoben und Angehörige auf unbequemen Metallstühlen sitzen, ist nun kein Mensch. »Wissen Sie, wo hier die Notaufnahme ist?«, fragt mich ein älterer Herr, dem ich an einem der Ostertage auf dem leeren Gang begegne. Er hält eine junge Frau im Arm, die sich ein blutiges Geschirrtuch gegen die Stirn drückt. »Wir laufen hier schon die ganze Zeit herum und finden niemanden, den wir fragen können.« Auch auf dem Parkplatz, wo ich sonst jeden Morgen viel Zeit mit der Suche nach einer Parklücke verbringe, ist jetzt nichts los. Wir versuchen, das Beste aus dem Fest zu machen. Genießen die Sonne, die Zeit mit unseren Kindern und den Lammeintopf, den es Ostersonntag in der menschenleeren Cafeteria gibt.

Besonders freuen wir uns auch über zwei kleine Osternester, die wir auf der Station bekommen. Darin ist jeweils ein kleiner Schlüsselanhänger in Form eines Kleeblatts, ein Kinderduschgel und eine Osterkarte, ein Geschenk der Initiative *Nähen für Sternchen und Frühchen*. Ihre Mitglieder haben auch die bunten Deckchen genäht, die nachts über den Brutkästen liegen. Die Osternester sind eine kleine Aufmerksamkeit, die uns das Herz wärmt.

Weit schwieriger als gedacht ist es hingegen für meine Frau, nun endlich als Begleitmutter auf die Neonatologie zu ziehen: Eigentlich ist Ostersamstag alles fertig: Ein Bett auf der Neonatologie steht bereit, die Sachen haben wir bereits hochgetragen. Es fehlt nur noch die Abschlussuntersuchung durch die Gynäkologin. Die hat erst gegen Abend Zeit für uns. Beim Ultraschall wird ihre Miene ernst. »Sie haben zu viel Blut in der Gebärmutter«, sagt sie und deutet auf einen winzigen dunklen Fleck, der auf dem Monitor sichtbar ist. »So können sie nicht entlassen werden.«

Also Kommando zurück. Meine Frau muss wieder auf ihr Zimmer, später am Abend soll sie eine Infusion bekommen. Als ich mit ihren Sachen von der Neonatologie zurückkomme, sitzt sie tränenüberströmt auf dem Bett, die Stationsschwester ist auch da. »Ich wollte doch so gerne endlich bei unseren Kindern sein«, schluchzt sie. Doch es ist nicht nur das. Jetzt kommt alles raus: Die wahnsinnige Anstrengung der letzten Tage, die Schmerzen durch die OP, die Sorge um unsere Kinder, der Abpump-Stress, die tiefe Erschöpfung. Ich halte sie im Arm, versuche, ihr Mut zu machen, obwohl auch mir die Kraft fehlt. Erst gegen 21 Uhr fahre ich dann heim.

Am nächsten Tag klappt es dann. Ein anderer Arzt macht den Ultraschall und ist zufrieden. Endlich geschafft. Nun liegen unsere Kinder nur noch wenige Zimmer entfernt. Kein Verabschieden mehr am Abend. Meine Frau ist auch keine Patientin mehr, sondern Begleitmutter. Es ist ein kleines Stück Freiheit, ohne Arztvisiten und Untersuchungen, Essen in der Cafeteria statt auf der Station. Wieder kann sie ein Stück mehr für unsere Kinder da sein. Und es gibt uns das Gefühl, wieder ein kleines Stück in Richtung Normalität zu gehen. Irgendwann sollen unsere Mäuse aus ihren Brutkästen in ein Wärmebettchen in das Zimmer meiner Frau umziehen. Das ist der letzte Schritt vor der Entlassung. Dann soll sich meine Frau um sie kümmern, als ob sie schon zuhause wären und so der Übergang in die eigenen vier Wände leichter gemacht werden. Doch noch wirkt das wie ein ganz ferner Traum.

Zerrissen zwischen Arbeit und Familie

Angesichts von all dem, was uns gerade beschäftigt, gibt es ein Thema, an das wir gerade gar keinen Gedanken verschwenden wollen: die Arbeit. Für meine Frau ist das allerdings deutlich leichter als für mich. Denn für Mütter hat der Staat gesorgt. Nach der Geburt beginnt automatisch der achtwöchige Mutterschutz. Bei Zwillings- und Frühchenmüttern sind es sogar zwölf Wochen. Klingt großzügig, ist aber nicht so: Das Mutterschaftsgeld wird auf das Elterngeld angerechnet. Das heißt, die Zeit mit Elterngeld wird kürzer.

Aber immerhin können Mütter in Mutterschutz gehen. Einen Väterurlaub nach der Geburt, vielleicht sogar einen etwas längeren für Väter von Frühchen oder Kindern mit Behinderungen, gibt es in Deutschland aber nicht. Also stehen Frühchenväter vor dem Problem, dass sie ganz schnell eine Lösung finden oder nach der Geburt bald wieder arbeiten gehen müssen. Manche Kliniken raten den Vätern einfach, sich krankschreiben zu lassen. Doch ob berechtigt oder nicht – mir kommt das wie Betrug vor. Schließlich fühle ich mich nicht krank.

Also haben wir auch nach der Geburt weiterhin das gleiche Problem wie vorher: Ich muss wieder einen Weg finden, nicht arbeiten zu müssen. Zumal meine Arbeit Hunderte Kilometer von meiner Frau und den Kindern entfernt wäre.

Das Problem kennen alle Eltern auf der Station. Manche trifft es besonders hart: »Mein Freund arbeitet auf Montage«, erzählt eine andere Begleitmutter bei einer Tasse Kaffee im Aufenthaltsraum. Sein Chef hat ihm genau zwei Tage frei gegeben, damit er mich nach der Geburt besuchen konnte.« Doch jetzt muss ihr Freund wieder von Montag bis Freitag in einem anderen Teil Deutschlands arbeiten – etliche Stunden entfernt. Nicht mal seinen Jahresurlaub durfte er kurzfristig nehmen. Seine Freundin und sein Kind sieht er nur am Wochenende. Dabei bräuchte die junge Mutter dringend seine emotionale Unterstützung. Und noch mehr als das: »Wir haben noch nicht einmal eine gemeinsame Wohnung. Wie soll ich die denn von hier aus dem Krankenhaus suchen?«, sagt die junge Mutter und bricht dabei fast in Tränen aus.

Bei anderen Eltern ist die Situation nicht so dramatisch, zu schaffen macht sie aber allen. Andere Väter müssen neben den Besuchen im Krankenhaus und der Arbeit noch einkaufen, putzen oder kochen. Besonders schlimm ist es für die, die noch ältere Kinder haben, die nach der Kita oder der Schule betreut werden müssen. Und für die, wie die Begleitmutter, deren Kinder so früh auf die Welt kamen, dass noch Wohnungen gemietet oder eingerichtet werden müssen.

Mein Arbeitgeber schenkt mir zur Geburt unserer Kinder einen Tag Sonderurlaub. So steht es im Tarifvertrag. »Ich weiß, das ist nicht viel«, sagt eine Sachbearbeiterin zu mir am Telefon (am Ende ist mein Arbeitgeber, wie so oft in diesen Tagen, aber großzügig und gewährt mir noch drei Tage weiteren Sonderurlaub zur Pflege meiner Frau). Aber abgesehen von den vier Tagen nehme ich weiter privaten Urlaub, um bei meiner kleinen Familie sein zu können.

Meiner Frau und mir ist aber klar, dass es so auf Dauer nicht weitergeht. Wir wollen noch einige Urlaubstage für die Zeit sparen, wenn unsere Kinder wieder zuhause sind. Für alle Fälle, falls sie es nach dem Ende meiner Elternzeit nicht alleine schafft. Schließlich entscheiden wir uns für die Teilzeitoption. Ich reduziere meine Arbeitszeit auf 60 Prozent und arbeite künftig drei Tage die Woche: Dienstag, Mittwoch, Donnerstag. Freitag bis Montag will ich bei der Familie sein. Den Plan bespreche ich mit meinem Chef am Handy, ich stehe im Zimmer meiner Frau auf der Frühchenstation. »Das geht natürlich klar«, sagt er kurz und knapp. Zum Glück.

Aber auch hier haben wir viel Glück. Nicht alle Frühcheneltern können es sich aus finanziellen Gründen erlauben, dass ein Elternteil Teilzeit arbeitet. Und längst geht es nicht immer nur darum, die ersten Monate nach der Geburt zu überbrücken. Viele Frühchen leiden lebenslang unter schweren Folgeschäden. Für viele Eltern bedeutet das ständige Besuche bei Ärzten, Physiotherapeuten, Krankengymnasten, Logopäden und anderen Fachleuten. Kaum zu schaffen, wenn beide Eltern Vollzeit arbeiten müssen. Das heißt, einer von beiden muss oft zwangsweise Teilzeit arbeiten oder die Arbeit auch ganz aufgeben. Doch finanzielle Unterstützung vom Staat speziell für Frühcheneltern gibt es in Deutschland nicht. Wie so oft bleiben die Eltern, die es besonders hart trifft, auch mit ihren finanziellen Sorgen allein.

Mäuse gehen auf Reisen

Doch wir sind gerade nicht beim großen Ganzen, sondern mitten in unserer kleinen Welt. Wir wickeln im Brutkasten, messen die Körpertemperatur, kuscheln, füttern mit den Sonden, füllen endlose Tabellen aus. Wir fühlen uns wohl mit unserem ungewöhnlichen Familienleben auf der Frühchenstation. Unsere Kinder sind bei uns angekommen – und wir bei ihnen auch. »Für junge Eltern seht ihr aber ganz schön entspannt aus«, sagt mein Schwager schmunzelnd, als er uns mit den Eltern und der Schwester meiner Frau besucht.

Nun warten wir gespannt auf das, was als nächstes ansteht. In den kleinen Spinden unserer Kinder warten zwei winzige kleine Wannen und Handtücher. Ein aufregender Gedanke, dass wir diese beiden kleinen Wesen auch noch baden werden. Dass wir unsere Kinder demnächst fast genauso selbstständig versorgen können wie normale Eltern auch. Etwas wehmütig denken wir daran, dass unsere gemeinsame Zeit bald so nicht mehr weitergehen wird. Mein Urlaub ist vorbei, ab der kommenden Woche wird die Pendelei beginnen. Mein Arbeitgeber hat sein Okay gegeben, ich habe ein Zimmer in einer netten kleinen Pension in Kliniknähe. Alles vorbereitet also.

Dann kommt plötzlich eine Überraschung, mit der wir nicht gerechnet haben. Wie so oft in diesen Tagen. »Wir haben im Team darüber gesprochen, dass ihre Kinder bald in ein Krankenhaus an ihrem Wohnort verlegt werden könnten«, erzählt uns eine Krankenschwester eines Nachmittags. Wir fallen fast aus allen Wolken. Nachdem die Ärzte immer wieder betont hatten, dass unsere Kinder für einen Transfer sehr stabil sein müssten und sich nicht auf einen Zeitpunkt festlegen wollten, haben wir den Gedanken irgendwann zur Seite gelegt. Wir gingen davon aus, dass unsere Kinder bis zur Entlassung hierbleiben.

»Ich fühle mich hier so wohl, ich weiß gar nicht, ob ich hier wegwill«, sagt meine Frau zu mir, als wir über diese überraschende Neuigkeit sprechen. Am Ende sagen wir natürlich trotzdem Ja: An unserem normalen Wohnort ist meine Frau nicht drei Tage mit unseren Kindern allein. Ich muss nicht pendeln. Wir sind nahe unserer Wohnung, unseres gewohnten Umfelds, unserer Freunde. Und der Gedanke, irgendwann nach der Entlassung mit zwei Winzlingen mehrere Stunden über die Autobahn nach Hause düsen zu müssen ist auch nicht ermunternd.

Dann geht alles wieder mal ganz schnell: Das Krankenhaus nimmt Kontakt mit den Kollegen an unserem Wohnort auf. Der Transfer muss organisiert werden, ein Arzt und eine Kinderkrankenschwester werden unsere Kinder begleiten. Die müssen wieder in die Transportbrutkästen, mit denen sie nach der Geburt schon vom Kreissaal auf die Frühchenstation gebracht wurden. Immer wieder hängt das Datum am seidenen Faden, weil Personal auf der Station fehlt und niemand abkömmlich ist. Schließlich ist klar: An einem Dienstag um 8 Uhr geht es los – ohne meine Frau, für die im Krankenwagen kein Platz ist. Wir müssen im Zug hinterherfahren. Also nehme ich wieder einen Tag Urlaub von der Arbeit und hole sie ab.

Am Abend vor der Fahrt liegen wir beide stundenlang wach. Hoffen und beten, dass alles auf dem Transport klappt: kein Unfall, kein medizinischer Notfall bei den Kindern. Die Worte der Kinderkrankenschwester gehen mir nicht aus dem Kopf: »Ich bin sehr gespannt, denn ich mache das zum ersten Mal.« Auch wenn sie zu unseren absoluten Lieblingsschwestern gehört und immer liebevoll mit unseren Kindern umgeht: Diese Worte beruhigen uns nicht.

Am nächsten Morgen sind wir früh auf der Station, um uns von unseren Kindern zu verabschieden. Die Mäuse liegen in weißen Krankenhausbodys vor uns und schlafen tief und fest. Sie sind friedlich, wir nicht. Vor allem meiner Frau, die seit der Geburt immer im Krankenhaus bei ihnen war, fällt das Loslassen schwer. Zum ersten Mal hat sie die Kinder nicht mehr in ihrer Nähe. Und auch ich spüre die Angst, dass den zarten Zwergen etwas passieren könnte.

Wir verabschieden uns von den Schwestern und gehen ein letztes Mal den Stationsflur entlang. Vorbei an den gläsernen Zimmern, den Inkubatoren, der Milchküche. Vor etwas mehr als zwei Wochen war das noch eine unbekannte Welt, vor der wir uns gefürchtet haben. Jetzt fühlen wir uns so, als ob wir ein Zuhause verlassen.

Im Bootcamp

Der schmucklose Zweckbau hat schon bessere Tage gesehen. Dunkle Streifen ziehen sich die Fassade entlang, die abgenutzten Böden und die Wandecken auf den Fluren sind voller Schrammen – stumme Zeugen zu vieler Krankenhausbetten, die hier jahrelang achtlos hin und her geschoben wurden. Hier gibt es auch keine Elterninsel, in der wir uns zum Kaffee mit anderen Eltern treffen könnten. Hier gibt es einen winzigen Aufenthaltsraum, der mit einer Couch und einem Tisch vollgestopft ist, auf dem die immer gleichen zerfledderten Zeitschriften liegen. Neben dem Fernseher ein Schild »Fernbedienung gegen 20 Euro Pfand«. Hier stapfen Väter und Mütter mit kleinen Augen und Tunnelblick zum Essenholen über den Flur und verschwinden schnell und ängstlich wie aufgeschreckte Höhlenbewohner in ihren Zimmern. Mehr als ein schnell dahin gemurmeltes »Hallo« gibt es nicht. Es ist eine beklemmende Atmosphäre und vom ersten Moment an vermissen wir unser blitzblankes Klinikum.

Und doch glauben wir, dass unsere Kinder hier in guten Händen sind. Hier hätten sie zur Welt kommen sollen, wenn alles nach Plan gelaufen wäre. Hier steht »nicht der Fall, sondern der Mensch im Mittelpunkt«, haben uns zwei freundliche Mitarbeiterinnen bei einem Infoabend für werdende Eltern vor wenigen Monaten versprochen. Das man »auf die Bedürfnisse der Eltern und Kinder eingeht, soweit es nur geht«. Und so treten wir nun mit viel Vertrauen ein, dass das Wertvollste, was wir gerade haben, unsere beiden Kinder, hier gut aufgehoben sind.

Kurz stockt uns der Atem, als wir unser neues Zuhause auf Zeit betreten: Unsere Mäuse liegen nebeneinander in einem offenen Wärmebettchen. Zum ersten Mal sehen wir unsere Kinder auch außerhalb der Kuschelphasen nicht mehr nur durch die Scheibe des Inkubators. Und so rücken sie uns wieder ein großes Stück näher. Doch es fehlt noch etwas anderes: ihre Sonden. »Wir haben sie gezogen, weil wir diese Sondern hier nicht verwenden«, antwortet eine junge Krankenschwester. »Wie sollen die Kinder denn dann ernährt werden?«, fragt meine Frau erschrocken zurück. »Sie müssen sie stillen«, antwortet die Schwester und beginnt einen langen Vortrag, dass die Kinder hier im Krankenhaus nur gestillt werden sollen. »Aber ich habe noch nie gestillt«, sagt meine Frau, während ihr die Tränen kommen.

Nach vier Stunden im Zug und der schlaflosen Nacht vorher ist sie am Ende ihrer Kräfte. Bis auf ein Brötchen vor der Abfahrt hat sie nichts mehr gegessen. Gerne würde sie sich einfach einen Moment hinsetzen, ein Glas Wasser trinken. Kurz ankommen. Doch die Schwestern haben eine Mission und für solche unwichtigen Details keine Zeit. Und meine Frau hat ab sofort ihren Ruf bei ihnen weg. »Wenn Sie sie heute nicht stillen können, versuchen Sie es halt morgen noch mal. So schnell verhungern Ihre Kinder nicht«, keift die Schwester und geht, um die Stillbeauftragte zu holen. Meine Frau ist dem Nervenzusammenbruch nahe. »Die können unsere Kinder doch nicht hungern lassen«, sagt sie, während sie meine Hand presst.

Die Stillbeauftragte hat eine Praktikantin und außerdem sehr wenig Zeit. Es geht auf 14 Uhr zu, am nächsten Tag ist Feiertag. Sie möchte schnell nach Hause, wir unsere Ruhe. Der Clash ist vorprogrammiert: Meine Frau muss den Oberkörper freimachen, Stillbeauftragte und Schwester reden gleichzeitig auf sie ein, wie sie unsere Kinder stillen soll, die Praktikantin steht daneben und schaut sie wie ein exotisches Zootier an. Meine Frau versucht, die Kinder zu stillen, während sie immer mehr mit den Tränen kämpft. »Nein, so macht man das doch nicht«, ruft die Stillbeauftragte wie eine verzweifelte Erzieherin, die mit einem trotzigen Kleinkind spricht. Es kommt, wie es kommen muss: Meine Frau verkrampft immer mehr, die Kinder trinken nicht, irgendwann kann sie nicht mehr und bricht in Tränen aus. Die Stillbeauftragte verabschiedet sich mit der Bemerkung, sie käme »nach dem Feiertag« dann noch mal und zieht samt Praktikantin ab. Die Schwester hält es auch nicht für nötig, meiner Frau gut zuzureden und verschwindet ebenfalls. Ich halte meine weinende Frau im Arm und frage mich, wo wir hier eigentlich gelandet sind.

Bald darauf erscheint eine etwas kleinlaute Oberärztin. »Das war vielleicht etwas viel für sie«, sagt sie mit entschuldigendem Lächeln. »Sie müssen ja auch erst mal ankommen. Die Kinder bekommen wieder Sonden. Die Schwestern werden Ihnen heute auch noch mal unter die Arme greifen.« Nach einem ausschweifenden Vortrag, dass unser Wohl und das Wohl der Kinder höchste Priorität für das gesamte Stationspersonal habe, verabschiedet auch sie sich in den Feiertag.

Wir dagegen fragen uns schon nach den ersten ein, zwei Stunden, ob der Transfer ein Fehler war. Es wird nicht das letzte Mal sein. Wir machen uns Hoffnung, dass es einfach nur ein schlechter Start war, und denken an den pathetischen Vortrag am Infoabend. Das können doch nicht alles leere Worte gewesen sein. »Es wird bestimmt besser«, sage ich aufmunternd zu meiner Frau.

Wird es aber nicht.

Das Versprechen der Oberärztin hält keine fünf Minuten. Wir fühlen uns, als seien wir plötzlich abgestürzt und ganz hart aufgeprallt. Niemand fragt, wie es uns geht, wie es dort anderen Krankenhaus war, was uns die Schwestern beigebracht haben oder was wir schon können. Es interessiert auch niemanden. Mehr als den Hinweis, wo der Aufenthaltsraum ist und wann wir dort unser Frühstück und Abendessen abholen müssen, bekommen wir nicht.

Laut Oberärztin sollen wir ja noch eine Schonfrist bekommen und von den Schwestern unterstützt werden. Unglücklicherweise scheinen die davon aber nichts zu wissen. Abends kommt eine andere Schwester zu uns. 21 Uhr, wir sollen die Kinder bettfertig machen. Wir sind einfach am Ende: die schlaflosen Nächte, die lange Zugfahrt, der schlechte Start hier im Krankenhaus. Wir wünschen uns einfach nur, endlich in unsere beiden Krankenhausbetten fallen zu können und auf einen besseren Tag zu hoffen.

Die Spätschwester interessiert das aber ebenso wenig wie ihre Kolleginnen. Sie will mir unbedingt zeigen, wie ich aus der abgepumpten Muttermilch meiner Frau und drei anderen Substanzen einen Cocktail aus Nahrungsergänzungsmitteln für unsere Kinder anrühren kann. »Ein Löffelchen davon, dann tun Sie noch zwei Löffelchen davon hinein…« Aber wir können uns einfach nichts mehr merken. Wir können gar nichts mehr. Und ich bin sauer, weil sich die Zusage der Oberärztin, man werde uns heute noch schonen, als leeres Versprechen erwiesen hat. Und dann reicht es mir einfach. »Und das müssen sie mir natürlich heute noch zeigen«, entfahrt es mir. »Es reicht«, keift die Schwester. »Nur weil sie heute mal ein paar Stunden mit dem Zug gemütlich durch die Gegend gefahren sind, müssen sie sich nicht so aufführen. Ihr Selbstmitleid geht mir auf die Nerven.« Sagt es und stürmt aus dem Zimmer. Ein paar Minuten später kommt sie zurück und murmelt eine Entschuldigung. Irgendwie schaffen wir es dann, unsere Kinder fertigzumachen.

Es wird eine unruhige Nacht, obwohl es eine ganz besondere ist: Wir und die Kinder sind zum ersten Mal alle gemeinsam in einem Zimmer. Doch dieses Krankenhaus hat ein besonderes Gespür dafür, jeden besonderen Moment zunichtezumachen. Statt Freude spüren wir die Demütigung und die Wut nach unserer Behandlung am ersten Tag. Dazu scheint das Licht vom Flur durch die Türritzen und durch die Jalousie im Sichtfenster. Und dann unsere Aufregung und Anspannung: Wenn ein Kind einmal schnauft, schlagen unsere Herzen sofort schneller.

Der nächste Tag beginnt so, wie der andere aufgehört hat: Schlecht. Morgens kurz vor sechs werden wir geweckt, um unsere Kinder fertig zu machen. Morgenroutine: die Kinder ausziehen, wickeln, waschen, neu anziehen, füttern. »Jetzt machen wir alles einmal ganz in Ruhe«, sagt die Frühschwester. Es ist die gleiche, die uns am Tag vorher bei unserer Ankunft empfangen hatte. Doch ihre Geduld hält keine fünf Minuten. Gerädert von der schlechten Nacht, noch halbverschlafen und mit pochenden Kopfschmerzen versuchen wir, die beiden Mäuse aus- und wieder anzuziehen. Die Schwester lehnt lässig an der Wand und schaut zu, wie wir die Kinder hektisch aus den Schlafsachen fummeln wollen. Helfen will sie offenkundig nicht. Und da passiert es: Wir vergessen ganz, dass wir unsere Kinder mit feuchten Wattebäuschen abreiben sollen, bevor sie den neuen Strampelanzug bekommen. »Nun denken Sie doch mal nach. Ziehen Sie sich morgens frische Sachen an, bevor sie unter die Dusche steigen?«, fragt die Schwester. Es klingt nach: »Wie blöd sind Sie eigentlich?« Nun ist es meine Frau, die nicht mehr kann. »Können Sie uns die Dinge nicht einfach mal ganz genau und ganz in Ruhe erklären? Woher sollen wir das denn alles wissen?«, fragt sie die Schwester, nicht wütend, sondern bittend. Doch das ist für sie offenbar zu viel. Nach einem kurzen Wortgefecht verlässt sie unser Zimmer und taucht auch nicht mehr auf. Eine Kollegin übernimmt.

Und so geht es weiter. Von Null auf Hundert müssen wir alles können und vor allem machen: Kinder wickeln, stillen, Cocktails aus Muttermilch und Zusatzstoffen mischen und durch die Sonde verabreichen. »Sie müssten schon viel weiter sein«, sagt eine Schwester an einem der ersten Tage kopfschüttelnd zu uns. »Sie müssten das schon längst alles können.«

Zeit, es uns zu erklären, hat aber niemand. Wenn wir irgendwie versuchen zu erklären, dass wir aus dem vorherigen Krankenhaus ganz andere Abläufe und Routinen gewöhnt waren, heißt es mit höhnischem Lächeln: »Tja, da sind sie nun mal nicht mehr.« Nach einigen Tagen merken wir, wie wir vor dem Schichtwechsel morgens und mittags immer angespannt warten, welche Schwester für uns zuständig sein wird. Es gibt auch eine Reihe hilfsbereiter und freundlicher Schwestern, und wir merken, wie schnell es uns bessergeht, wenn eine von ihnen für uns zuständig ist.

Die Häme und Kälte haben Folgen: Die ganze Stabilität und Freude bröckeln weg, die wir im anderen Krankenhaus gewonnen hatten. Auch wir werden zu Höhlenbewohnern und igeln uns im Zimmer ein. Auf dem Flur bewege ich mich nur noch, wenn es absolut sein muss und so vorsichtig wie ein Soldat hinter feindlichen Linien. Die Angst läuft mit, die Angst wieder einmal ohne Vorwarnung angefaucht zu werden. Normalerweise kann ich mich gut wehren. Aber jetzt sind wir dünnhäutig, verletzlich, auf Unterstützung und Empathie angewiesen. Vor allem meiner Frau geht die ganze Situation nahe. Nach einem Streit mit einer Schwester ruft sie mich eines Nachts sogar kurz vor Mitternacht an und bricht am Telefon weinend zusammen.

Keine Zeit für gute Worte

Der Zustand meiner Frau bleibt den Schwestern nicht verborgen. Doch es ist kein Grund, sich Gedanken zu machen oder mal nachzufragen, warum es ihr so schlecht geht. »Das ist eine postnatale Depression«, sagt eine. Die Stationspsychologin sei leider im Urlaub. Wir werden sie kein einziges Mal zu Gesicht bekommen. Stattdessen schicken sie eine Seelsorgerin. Meine Frau erzählt ihr, was los ist. »Das ist ja ein Problem mit der Pflege. Dafür bin ich leider nicht zuständig«, ist das Einzige, was ihr einfällt. Dann steht sie mit traurigem Gesichtsausdruck wortlos im Zimmer herum, bis wir sie bitten, uns allein zu lassen.

Mit der praktischen Hilfe sieht es genauso aus wie mit der emotionalen. Für meine Frau ist das schlimmer als für mich. Mittlerweile arbeite ich von Dienstag bis Donnerstag und schlafe in der Zeit auch zuhause. Das alte Gefühl der Zerrissenheit ist zurück und das weitaus schlimmer als vorher. Jeden Montagabend ist es ein schwerer Abschied. Ich habe das Gefühl, die drei alleine zu lassen. So als blieben sie auf einem sinkenden Schiff und ich würde ins Rettungsboot steigen.

Auf der Arbeit kann ich mich kaum auf meine Artikel konzentrieren. Immer wieder wandern meine Gedanken zu meiner Frau und den Kindern. Am Liebsten würde ich ständig zum Handy greifen, anrufen, hören, wie es ihnen geht. Abends sitze ich in der stillen Wohnung. Das Kinderzimmer mit den beiden leeren Bettchen wirkt fast surreal. Kaum zu glauben, dass unsere Mäuse dort eines Tages einfach liegen und schlafen werden – ohne Monitore, ohne Kabel, ohne Ärzte.

Abends nagt das schlechte Gewissen an mir, weil die drei Tage für meine Frau weitaus schlimmer sind. Immerhin trinken die Kinder mittlerweile an ihrer Brust, was ein riesiger Erfolg ist. Aber die beiden sind noch so schwach und weil es nun mal zwei Kinder sind, ist meine Frau damit oft mehr als eine ganze Stunde am Stück beschäftigt. Danach muss sie die beiden Mäuse nachfüttern und Milch abpumpen. So kann eine Stillrunde schnell zwei Stunden dauern, alle drei Stunden gibt es eine Stillrunde. Dazu die beiden Kinder alleine wickeln, morgens waschen, Medikamente geben. Dazwischen noch schnell duschen, anziehen, das Tablett mit dem Essen holen. Für meine Frau ist es ein Vollzeitjob. Sie rast und rast durch den Tag, obwohl sie nie ein Wochenbett hatte, in dem sie ruhen durfte. Obwohl die Narbe noch immer nicht ganz verheilt ist. Obwohl auch der Schmerz in ihrem Herzen noch nicht verheilt ist. Doch die Schwestern helfen ihr nur selten, selbst wenn meine Frau sie darum bittet. Nicht mal dabei, die Kinder aus dem Bettchen zu holen und an die Brust zu legen.

Sie haben schlicht keine Zeit!

Meistens sehen wir sie nur über die Gänge eilen. Ist mal eine Schwester bei uns, ist sie gefühlt schon wieder aus dem Zimmer gelaufen, bevor sie richtig drin war. Zeit, mal einfach so eine Frage zu stellen, haben wir kaum. Wie es unseren Kindern geht, sagt uns auch niemand. Aus einigen Wortfetzen hören wir heraus, dass sie recht stabil sind. Herzschlag, Puls, Körpertemperatur – alles stimmt. Was für sie und uns aber einen entscheidenden Nachteil hat: Deswegen bekommen sie weniger Aufmerksamkeit (und wir weniger Hilfe) als andere Familien. Manchmal haben wir Glück, wenn eine Lernschwester auf der Station ist, die uns helfen kann. Oder mal ein nettes Wort übrig hat.

Wie viel Personal auf der Neonatologie unseres Krankenhauses vorhanden ist, erfahren wir nicht. Einen kleinen Hinweis finden wir jedoch im Netz: Auf der Übersichtsseite aller Perinatalzentren in Deutschland steht, dass sich unser Krankenhaus (wie viele Neonatologien) in einem sogenannten »klärenden Dialog« befindet. Will heißen: Das Krankenhaus hat nicht genug Personal, um die Anforderungen zu erfüllen.

Fehlende Pflegekräfte sind in ganz Deutschland ein riesiges Problem. Nach einem Bericht des RBB gab es im Jahr 2000 noch gut 40.000 Pflegestellen an Kinderkliniken in Deutschland. 2017 waren es nur noch 37.700. Zugleich stieg die Zahl der behandelten Fälle aber von 930.000 auf rund eine Million.

Das hat Folgen. Im Dezember 2019 macht die Berliner Charité bundesweit Schlagzeilen, weil die Kinderkrebsstation über Wochen wegen Personalmangels keine neuen Kinder mehr aufnehmen konnte. Auch in der Neonatologie ist der Personalmangel ein echtes Problem: Eigentlich müssten alle Stationen in Deutschland bis Dezember 2019 einen festgelegten Personalschlüssel erfüllen: Eine Schwester oder ein Pfleger für alle Kinder unter 1.500 Gramm. Kinder mit höherem Körpergewicht (wie unsere Mäuse) müssten im Verhältnis 1 : 2 betreut werden. Doch erst ab 2024 müssen die Kliniken diese Regel vollständig umsetzen. Grund: Viele Klinken können sie nach eigenen Angaben wegen des Fachkräftemangels oder aus finanziellen Gründen nicht einhalten.

Wir kennen diese Zahlen nicht, als wir auf der Neo sind. Aber wir machen uns immer mehr Sorgen um unsere Mäuse. Nicht nur aus medizinischen Gründen. Immer wieder schaue ich mit bangem Blick auf sie. Still und friedlich liegen die beiden in ihrem Wärmebettchen und schlafen. Manchmal gähnen sie mit geschlossenen Augen, manchmal lehnt unsere Tochter ihren Kopf sanft an ihren Bruder oder umgekehrt. Bilder, die uns sehr berühren. Sie sind zwar immer bei uns, aber gefühlt doch so weit weg. Innerlich sind wir so selten bei ihnen. Eigentlich sollten wir jetzt ganz für sie da sein und ihnen nach dem rauen Start ins Leben Ruhe und Stabilität geben. Stattdessen müssen wir uns ständig gegenseitig Kraft zusprechen, uns immer wieder im Arm halten und sagen, dass wir das hier irgendwie schaffen werden. Gleichzeitig fragen wir uns, was die ganze Situation und unsere Erschöpfung mit ihnen machen. Bekommen sie es mit, dass es uns nicht gut geht? Macht es ihnen Angst?

Die Ruhe fehlt uns genauso wie die Zeit zum Kuscheln. Der Sessel für das Känguruhen steht als mahnender Zeuge immer leer im Raum. Als meine Frau eine Schwester darauf anspricht, ist ihre lapidare Antwort »Sie stillen doch schon, das ist ja genug Nähe.« Thema erledigt.

Sorgen machen wir uns auch, wie es unseren Kindern gesundheitlich geht. Die Überwachungsmonitore zeichnen beruhigend angenehme Kurven, aber das ist es auch schon. Sonst sind sie sich weitestgehend selbst überlassen. Ärzte sehen wir den ganzen Tag nicht, meist kommen sie erst gegen 20 oder 21 Uhr. Dann folgt jeden Tag der gleiche Dialog, der ungefähr so abläuft:

Arzt wirbelt durch die Tür, noch leicht außer Atem: »Guten Abend, mein Name ist (…) ich komme zur Visite. Welche Medikamente bekommen ihre Kinder?«

Wir: zählen die Medikamente auf.

Arzt: »In welcher Dosis?«

Wir: zählen die Dosis auf.

Arzt: wurde die U-3 (Vorsorgeuntersuchung) schon gemacht?«

Wir: »Das wissen wir nicht. Das müsste doch in der Akte stehen?«

Arzt: »Ich habe nun wirklich keine Zeit, Akten zu lesen. Dann muss ich eben nachgucken, ich komme gleich wieder.«

Das macht er jedoch den ganzen Abend nicht. Am nächsten Abend kommt ein Kollege und der Dialog geht wieder von vorne los. Tagelang werden unsere Kinder von den Ärzten weder angeschaut, geschweige denn einmal abgehorcht oder anders untersucht.

Eines Abends platzt uns der Kragen, als eine ältere Ärztin die bekannte Frage nach der U-Untersuchung stellt. »Das wüssten wir auch mal gerne«, fahre ich die Ärztin an und schildere ihr den Dialog mit ihren Kollegen. »Dann greife ich jetzt zum äußersten Mittel. Ich hole die Akte ihrer Kinder her«, sagt sie lächelnd. Wir wollen das kaum glauben, aber sie hält Wort. Keine fünf Minuten später steht sie mit einem dicken Wälzer im Zimmer. Zum ersten Mal nach über einer

Woche erfahren wir, wie es unseren Kindern geht. Doch wir wissen noch nicht alles: Nach der Entlassung werden wir feststellen, dass die Ärzte etwas Entscheidendes bei unserem Sohn übersehen haben.

Überhaupt, die Entlassung. Dafür haben wir angesichts von all dem, was um uns herum los ist, gar keinen Kopf. Wir müssen aber ziemlich bald einen haben. Es geht ganz harmlos los: »Haben Sie eigentlich schon einen Kinderwagen?«, fragt eine Schwester meine Frau, nachdem wir einige Tage im Krankenhaus sind. Meine Frau verneint. »Dann sollten sie ziemlich bald einen besorgen. Die Lieferzeit beträgt bei den Dingern gerne mal zwei, drei Wochen und Sie werden nicht mehr lange hier sein.« Für die Schwester ist das Thema damit durch, für uns ganz und gar nicht. Denn der Kinderwagen ist nur ein Eintrag von vielen auf unserer mentalen To-do-Liste. Neben Kühlschrank, Gefrierschrank, Gästeschlafcouch für helfende Eltern und diversen Regalen. Meine Elternzeit muss ich auch noch beantragen. Und vor allem: Werden wir klarkommen mit diesen beiden zarten kleinen Wesen, allein und ohne Hilfe? Was ist, wenn ihnen etwas passiert und wir nicht rechtzeitig reagieren, weil wir es nicht merken?

Wir fürchten allerdings, dass diese Gedanken dem Krankenhaus herzlich egal sind. Zu Recht, wie sich bald herausstellt: Als ich eines Morgens nach dem Frühstück unsere Tabletts zum Aufenthaltsraum trage, marschiert die ärztliche Leitung eiligen Schrittes und mit wehendem Kittel an mir vorbei. »Warum ist die Blasenentzündung auf Zimmer 10 noch immer hier?«, fährt sie wütend eine Schwester an. »Der Zustand hat sich noch immer nicht verbessert«, antwortet die hilflos. »Die ist schon viel zu lange hier. Die muss endlich hier raus. Tun sie was«, knurrt die Leitung ärgerlich und marschiert entschlossenen Schrittes weiter. Menschlichkeit, das merken wir wieder einmal, können wir hier nicht erwarten.

Doch wann wird ein Frühchen eigentlich entlassen? Eine Bekannte sagt uns, die magische Faustregel wäre 2.000. 2.000 Gramm solle ein Frühchen wiegen, wenn es aus dem Krankenhaus entlassen wird. Eine Freundin meiner Frau blieb mit ihren Frühchenzwillingen zusätzlich auch noch bis zum geplanten Geburtstermin in der Klinik. Unsere Kinder wiegen noch weitaus weniger als 2.000 Gramm und bis zum eigentlich Geburtstermin ist es noch mehr als einen Monat. Eigentlich hätten wir also noch Zeit. Und trotzdem hat uns die Schwester aufgeschreckt. Bei der Visite versuchen wir, von den Ärzten Auskunft zu bekommen. Vergeblich. Niemand will sich auf irgendetwas festlegen.

»Also die U3 machen wir bestimmt noch hier« sagt eine Ärztin. »Bei ihren Kindern muss ja erst mal noch eine Netzhautkontrolle stattfinden«, sagt eine andere. Doch das beruhigt uns nach den Erfahrungen hier nicht. Immer wieder bitten wir darum, dass man uns rechtzeitig Bescheid gibt, wenn der Termin feststeht. Wir erklären, was für uns auf dem Spiel steht: Meine Elternzeit, die ich vorher beantragen will. Die tausend Dinge, die wir noch brauchen. Die Tatsache, dass wir alles allein schaffen müssen und keine Verwandten einspringen können. Wir fühlen uns schlecht, weil wir uns schon wieder wie Bettler und Bittsteller vorkommen, obwohl es das Selbstverständlichste auf der Welt sein sollte, vom Krankenhaus rechtzeitig informiert zu werden. Aber niemand tut etwas, um uns dieses Gefühl zu nehmen. Mehr als ein verständnisvolles Nicken bekommen wir von den Ärzten nicht.

Stattdessen lernen wir: Hier spielt das keine Rolle. Eine Ärztin erklärt uns: Wenn die Mäuse ihre Körpertemperatur halten können, regelmäßig atmen, Nahrung zu sich nehmen, Herzschlag und Puls normal sind, dann können sie auch nach Hause. Für das Krankenhaus ist eine schnelle Entlassung auf jeden Fall lukrativ. Für die Behandlung von Frühchen – wie für alles andere auch – zahlen die gesetzlichen Krankenkassen eine Pauschale. Je eher die Kinder und die Eltern wieder zuhause sind, desto mehr Geld bleibt übrig. Natürlich wissen wir nicht sicher, ob unser Krankenhaus uns deswegen so schnell nach Hause schicken will. Einen Anhaltspunkt bekommen wir aber: »Wenn Sie in einem anderen Krankenhaus gewesen wären, wären Sie jetzt noch lange nicht zuhause«, erzählt uns jemand, der es wissen muss, wenige Tage nach unserer Entlassung.

Und wieder finden wir keine Ruhe. Wieder gibt es viel zu viel, das uns beschäftigt und vor allem bedrückt. So sehr, dass wir uns kaum darüber freuen können, wie gut sich unsere Mäuse entwickeln. »Ihre Kinder sind Päppelkinder«, sagt eine Ärztin mal lächelnd. Also keine Kinder mit ernsthaften gesundheitlichen Komplikationen, die noch umfassend behandelt werden müssten (zumindest laut der äußerst oberflächlichen Visiten). Unsere Kinder müssen aus Sicht der Ärzte nur noch hochgepäppelt werden, also wachsen und an Gewicht zunehmen. Und das können wir auch an den kleinen Veränderungen ablesen. Die Temperatur des Wärmebettchens wird reduziert, weil die beiden schon eine gute Körpertemperatur haben. Auch die Elektroden verschwinden, mit denen Herzschlag und Atmung überwacht werden. Nur die kleinen Soden an den Fußgelenken bleiben. Statt drei zeichnet der Monitor plötzlich nur noch eine zittrige Kurve für den Puls. Wieder ein Schritt mehr in Richtung Normalität. Wieder werden unsere Kinder ein Stück mehr zu ganz normalen Babys und immer weniger zu Intensivpatienten. Wir freuen uns und gleichzeitig flattern unsere Herzen wieder: Was, wenn jetzt unsere Kinder nicht mehr atmen oder ihre Herzen aussetzen und niemand bekommt etwas mit? »Dann würde auch der Puls absacken und wir würden sofort Alarm bekommen und nachsehen«, beruhigt uns eine Schwester.

Doch es gibt keinen Alarm. Nur manchmal, wenn wir selber nach den Schwestern klingeln. Denn die Mäuse haben ein neues Hobby. Sie ziehen sich die dünnen Schläuche ihrer Sonden aus der Nase. Mal bei sich selbst, mal beim Anderen. Was die Schwestern regelmäßig auf die Palme bringt, löst dagegen bei uns regelrechte Lachattacken aus. Ein so unbekanntes, schönes Gefühl: Zum ersten Mal können wir über unsere Kinder lachen.

Allerdings können die Schwestern irgendwann aufatmen. Nach einigen Tagen ist Schluss mit den Sonden. Trotz des holprigen Starts und der ruppigen Einführung durch die Stillberaterin klappt es irgendwann: Meine Frau kann unsere Mäuse komplett an der Brust stillen. Es kommt uns wie ein Wunder vor, wenn wir an ihre ersten Lebenswochen denken. Nun liegen die beiden an den Brüsten meiner Frau, einer links, eine rechts, und trinken in langsamen, kleinen Schlucken. Nun liegen die beiden an den Brüsten meiner Frau, einer links, eine rechts, und trinken in langsamen,

kleinen Schlucken. Sie haben einen riesigen Sprung hin zu ganz normalen Babys gemacht

Was aber wieder die Kehrseite hat, dass ihre Entlassung immer wahrscheinlicher wird. Wir bereiten uns darauf vor und beschließen, das Projekt Kinderwagen in Angriff zu nehmen. Von den Schwestern entsprechend ermuntert, lassen wir unsere Mäuse in ihrer Obhut und marschieren zum Babyfachmarkt. Dort der Schock: Lieferzeit unseres Wunschkinderwagens: vier Wochen. Wir bitten, betteln, flehen. Doch das System bleibt hart. Einer der Verkäufer verschwindet im Lager und kommt mit einer guten Nachricht zurück: »Wir haben alle Einzelteile da und könnten ihnen den Kinderwagen auch gleich hier zusammenbauen«, sagt er. Dann nennt er uns den Preis, der höher ist, als den kompletten Zwillingswagen zu bestellen. Doch wir würden vor lauter Verzweiflung wahrscheinlich sogar unsere Konten plündern, um wenigstens diese Baustelle hinter uns zu lassen. Wir geben ihm das Okay. Mit entschlossener Miene türmen die beiden Mitarbeiter einen ganzen Berg an Kartons vor uns auf.

Während wir in zwei Stühlen sitzen und zuschauen, schneiden Cuttermesser durch Kartons, fliegen Packpapier, Schutzfolie und Bedienungsanleitungen vor unseren Augen durch den Raum. Es dauert gut eine Stunde, dann steht er vor uns, das Objekt unserer Träume, das mystische Fortbewegungsmittel: ein brandneuer

Zwillingswagen unserer Wunschmarke. An der Kasse nimmt unsere Euphorie dann rapide ab: Der Preis ist noch etwas höher als ursprünglich gesagt. Wir bezahlen mit Karte und trösten uns, dass wir die ganzen Scheine wenigstens nicht sehen müssen. Meine Frau eilt zurück ins Krankenhaus und ich schiebe – schon fast stolzer Vater – den Kinderwagen zur S-Bahn. Die bewundernd-neugierigen Blicke der Menschen auf dem Bahnsteig und im Zug lassen mein Herz höherschlagen. Und innerlich muss ich schmunzeln, wenn einige erwartungsfroh in den Kinderwagen blicken, nur um enttäuscht wieder hochzublicken, weil nur Kartons mit Zubehör drin liegen. Doch am meisten bin ich auf den Moment gespannt, wenn wir das erste Mal unsere Kinder darin schieben werden.

Die Shoppingtour ist eine willkommene Abwechslung vom Krankenhausalltag. Dort wartet schon wieder neue Arbeit auf uns. Dabei will man uns eigentlich dabei helfen, unser Leben nach der Entlassung auf die Reihe zu bekommen. Unsere Hoffnungsträgerin ist blond, zierlich und Sozialarbeiterin. Wie alle hier hat sie keine Zeit und die Unterstützung beschränkt sich darauf, eine Haushaltshilfe zu bekommen. Die Krankenkasse soll das bezahlen.

Wir sind schon viel zu abgebrüht, um noch viel zu erwarten. Ein ganzes Heer von Sozialarbeitern und Beratungsstellen bietet werdenden und gerade gewordenen Eltern Hilfe an. Wir können die ganzen Flyer mit Kontaktadressen gar nicht mehr zählen, die uns seit der Schwangerschaft meiner Frau irgendwo zugesteckt worden sind. Nun sind Pfadfinder auf dem Weg durch den Paragraphendschungel des Sozialgesetzbuches auch durchaus hilfreich. Allein die Broschüre mit den Regelungen zum Elterngeld hat den Umfang eines dünnen Taschenbuchs. Beratung ist aber das eine. Viel aufwändiger ist es, die ganzen Anträge auszufüllen und die nötigen Anlagen aufzutreiben. Doch dafür hat dann natürlich wieder mal keiner Zeit.

So läuft es auch hier. Die Sozialarbeiterin ruft die Krankenkasse an und bittet darum, das nötige Antragsformular zu faxen. Das hält sie uns anschließend mit bedeutsamer Miene vor die Nase. Ich verkneife mir den Kommentar, dass ich es auch in weniger als fünf Minuten aus dem Netz hätte ziehen können. Denn das Formular zu bekommen ist die leichtere Übung. Viel länger dauert es, das Formular auszufüllen. Außerdem müssen wir auch noch die Ärzte auf der Station bitten, eine Reihe von Fragen zum Gesundheitszustand meiner Frau zu beantworten. Wenigstens diesen Part könnte die Sozialarbeiterin übernehmen. Doch sie sieht ihre Aufgabe als erfüllt an und erklärt, sie habe ohnehin keine Zeit mehr – nächste Woche will sie heiraten.

Also ist der Stapel unserer To-dos noch mal höher geworden. Das dicke Ende aber kommt noch: In einer ruhigen Minute rufe ich die Krankenkasse an. Und möchte dann gerne wieder einmal meinen Ärger richtig laut herausschreien. Denn der Sachbearbeiter am anderen Ende erklärt mir in langsamem Schwäbisch, dass wir gar keinen Anspruch auf eine Haushaltshilfe hätten. Frühchen, auch Zwillinge zu haben, reiche nicht aus. Auch der Kaiserschnitt sei kein Grund. Vielmehr müsse meine Frau schwer erkrankt sein und ich dürfe im fraglichen Zeitraum nicht in Elternzeit sein (denn dann könnte ich Haushalt und Kinder ja selber schmeißen). Das hatte unsere Sozialarbeiterin offenbar vergessen zu fragen.

Unterdessen ist der Kampfgeist meiner Frau (mal wieder) geweckt. Sie will Antworten und das jetzt. Die Antwort auf die Frage, wann wir denn nun entlassen werden. Die müsste zumindest eine wissen: die ärztliche Leitung, von deren rauem Charme ich ja schon eine Kostprobe auf dem Krankenhausflur bekommen hatte. Bei ihrer Visite (der ersten, seit wir im Krankenhaus sind) will meine Frau sie nun direkt ansprechen. Die Leitung nickt, hört zu, ist verständnisvoll – und verspricht, dass sie den konkreten Termin bei ihrer nächsten Visite in 14 Tagen nenne könne. Dann werden wir, so deutet sie an, auch ziemlich bald unsere Sachen packen können. Wir sind beruhigt, dass nun ein konkretes Datum im Raum steht. Endlich Planungssicherheit. Denken wir.

Die Mäuse sind wohl die einzigen, die von dem ganzen Chaos um sie herum nichts ahnen. Wahrscheinlich zum Glück. Sie wachsen weiter in ihren Wärmebettchen vor sich hin. Auch ihre Körpertemperatur, die wir fleißig messen, halten sie immer besser konstant. All das ist schön (und freut uns), aber unglücklicherweise unterstützen sie ungewollt damit die Ärzte und das Pflegepersonal, das uns ohnehin lieber gestern als morgen entlassen würde.

Mit der Zeit haben wir gelernt, die Krankenhausroutine zu lesen. Wie gut oder schlecht es einem Frühchen geht, kann man wohl auch daran erkennen, welche Schwester kommt. Bei kranken Kindern ist es meist eine erfahrene Kraft. Bei den stabilen ist es oft eine junge mit weniger Routine. Bei uns kommen immer häufiger nur noch die Lernschwestern, was ein besonders gutes Zeichen ist. Hier bekommen unsere Mäuse manchmal dann doch ein bisschen Zuwendung, was uns allen guttut.

Leider plagt die beiden nun aber ein Problem: ihre Verdauung (oder besser der Mangel davon). Tagelang sind die Windeln bis auf ihren Urin völlig leer. Zunächst wiegeln die Schwestern ab: Das sei völlig normal. Die beiden seien nun mal viel zu früh auf die Welt gekommen, in den kleinen Körpern könne halt nicht alles problemlos funktionierten. Thema durch – fürs Personal. Niemand achtet oder fragt nach, ob denn unsere Kinder irgendwann Stuhlgang haben.

Wir sind nicht so cool. Schließlich kann fehlender Stuhlgang richtig weh tun und Schmerzen sind das letzte, was wir unseren kleinen Kämpfern wünschen. Wieder sind wir es, die jeden Tag nachhaken müssen, ob unsere Kinder noch im Rahmen sind. Irgendwann erbarmt sich dann eine Lernschwester und puhlt mit dem Fieberthermometer so lange im Hintern unserer Kinder herum, bis dann endlich etwas herausquillt. »Probieren Sie das bitte nicht selber, damit sie nichts verletzen«, mahnt sie uns. Wir haben es auch nicht vor und hoffen nur stumm, dass bis zu unserer Entlassung alles von selber funktioniert.

Der Gedanke macht uns Angst, bald mit den Kindern zuhause zu sein. Und das nicht, weil wir sie nicht versorgen könnten. Wir wickeln, waschen und wechseln Strampler inzwischen wie die Weltmeister. Meine Frau stillt und von der Physiotherapeutin gibt es Lob, wenn wir unsere Mäuse behutsam hochheben oder auf dem Wickeltisch drehen.

Die Angst steigt bei jedem Blick auf die beiden Winzlinge hoch, wenn sie unter ihren bunten Mützchen und den Krankenhausdecken im Wärmebettchen schlummern. Jeder der beiden wiegt gut so viel wie sieben Packungen Butter. Noch immer sind sie so zart, so verletzlich und wir haben Angst, dass ihnen etwas passieren könnte. Auch wenn ihr Herz regelmäßig schlägt, ihr Puls und ihre Körpertemperatur stabil sind. Aber was, wenn ihre kleinen Körper wegen der frühen Geburt doch noch nicht weit genug entwickelt sind und da irgendeine Gefahr lauert, die sich aber erst zeigt, wenn wir zuhause sind, ohne Arzt in der Nähe?

Die flüchtigen Visiten tragen nicht dazu bei, dass wir uns sicher fühlen. Und noch immer fehlen wichtige Untersuchungen. Seit Wochen kündigen die Schwestern uns den Besuch einer Augenärztin an. Sie soll unsere Kinder auf die sogenannte »Frühgeborenen-Retinopathie« untersuchen. Das ist eine Netzhautschädigung, die bei Frühchen auftreten kann. Daher ist der Augencheck wichtig. Wir hoffen und warten, aber es passiert nichts.

Und dann ist da noch das fast schon übliche Chaos. Wir wissen gerade auch nicht, ob wir für zuhause noch eine Hebamme haben. Natürlich hatte meine Frau lange vor der Geburt nach einer gesucht. Doch unsere Hebamme hat nun just jetzt ihren Jahresurlaub und will anschließend noch eine Fortbildung machen. Schließlich sollten unsere Kinder ja auch noch gar nicht auf der Welt sein. Per SMS haben wir sie nach der Geburt informiert, dass die Kinder unseren und ihren Zeitplan durchkreuzt haben. Doch an ihrem Urlaubsort hat sie kaum Handyempfang. Wir wissen nicht, wann sie zurückkommt oder ob sie eine Vertretung finden konnte.

Das Krankenhaus juckt das alles natürlich nicht. »Sie haben dann doch eine Haushaltshilfe«, sagt uns eine Schwester. Wir wenden ein, dass wir noch keine haben, sondern vom Krankenhaus lediglich das Formular bekommen haben. Und ich gebe zu bedenken, was uns am Telefon gesagt wurde: Weder sind Frühchen ein ausreichender Grund für eine Hilfe, noch ist es der Kaiserschnitt meiner Frau. Völlig sinnlos also, wieder einmal Zeit für den mehrseitigen Antrag zu verschwenden. Das hätte ich mir lieber sparen sollen. »Wir wissen hier schon, was wir tun«, faucht mich die Schwester mit einem Blick an, als sei ich ein Kind in der Trotzphase, das die Geduld seiner Mutter schon seit Stunden strapaziert. Ich gebe klein bei und fülle die Seiten aus.

Es kommt wie so oft: Während wir planen, diskutieren und uns Sorgen machen, passieren die Dinge einfach. Und wieder zeigt uns das Krankenhaus, dass es noch viel brutaler geht, als wir es uns vorstellen können. Eigentlich haben wir ja die Zusage der Leitung und einen klaren Zeithorizont. Bei der nächsten Visite will sie mit uns über den Zeitpunkt reden, an dem die Kinder entlassen werden. Und uns ist klar: Das wird bald sein. Und so fiebern wir dem Tag entgegen und trösten uns zugleich damit, dass wir bis dahin auf der sicheren Seite sind.

Wir hätten es besser wissen müssen. Eine Woche vor der nächsten Visite kommt es zum Showdown. Eine Ärztin betritt eines Morgens das Zimmer meiner Frau. Ihr schlichter Kommentar: »Packen Sie ihre Sachen. Ihre Kinder werden heute entlassen.« Ohne Vorwarnung, ohne alles. Eigentlich dürfte uns nichts mehr schocken, aber *das* tut es. Meine Frau erinnert an die Absprache mit der Leitung. Antwort der Ärztin: »Die ist krank. Haben Sie die Zusage schriftlich?« Haben wir natürlich nicht. Fall erledigt, zumindest für die Ärztin. Meine Frau bittet, fleht, versucht zu erklären. Bringt an, dass noch nicht mal meine Elternzeit in trockenen Tüchern ist und sie unter Umständen mit den Kindern allein zuhause sein wird.

Es hilft nichts. »Ihre Kinder sind stabil. Das hier ist eine Intensivstation«, sagt die Ärztin. Vage deutet sie an, dass meine Frau und die Kinder eventuell einige Tage auf einer normalen Station bleiben könnten. Kurz darauf erscheint die Oberärztin, die am Ankunftstag darauf bestanden hatte, dass meine Frau die Kinder von jetzt auf gleich stillen sollte. Und auch heute ist sie nicht besser gelaunt. Kurz und knapp raunzt sie meine Frau an, dass die Entlassung beschlossene Sache sei und es niemanden interessiere, ob wir damit klarkommen oder nicht. Irgendwann kann meine Frau nicht mehr und bricht in Tränen aus. Einziger Kommentar der Ärztin: »Ach, ich habe Sie schon wieder zum Weinen gebracht.«

Doch meine Frau ist eine Kämpferin, auch jetzt. Sie teilt der Ärztin mit, dass sie heute mitnichten nach Hause gehen wird. »Sie wollen sich weigern?«, fragt die ungläubig. Meine Frau erklärt, dass sie nicht freiwillig gehen wird. »Sie müssen mich schon heraustragen«, sagt sie der staunenden Ärztin und entscheidet damit das Duell für sich. Drei Tage dürfen die Kinder noch bleiben.

Der Countdown läuft

Die Maschine in meinem Kopf rattert schon, dabei bin ich noch nicht mal richtig wach. Es war eine der letzten Nächte, in der ich durchschlafen konnte. Trotzdem war es kein entspannter Schlaf. Ich fühle mich gerädert und erschöpft, der Kopf pocht und schmerzt. Vor meinem inneren Auge läuft eine endlose To-do-Liste: Frühchenkleidung, Frühchenwindeln, Babywaage, Milchpumpe besorgen. Die Wohnung muss gesaugt und der Kindergeldantrag noch gestellt werden. Die Liste mit Nahrungsergänzungsmitteln und Medikamenten, die wir für unsere Kinder besorgen sollen.

Dafür bleiben 48 Stunden und das fast ohne Hilfe. Im Krankenhaus und beim Jugendamt rät man uns in diesen Tagen immer wieder, wir sollen unser »soziales Netzwerk aktivieren«. Einmal schlägt eine Sozialarbeiterin vor, wir sollten die ersten Wochen nach der Entlassung mit den Kindern bei unseren Eltern verbringen, damit wir Hilfe bekommen. Der Gedanke, mit unseren beiden winzigen Mäusen als erstes drei beziehungsweise sechs Stunden mit dem Auto durch die Gegend zu fahren, löst bei mir fast einen Lachanfall aus. Unsere Familien fiebern zwar jeden Augenblick mit, sind aber eben auch Hunderte Kilometer weit weg.

Zum Glück helfen uns einige Freunde. Eine Freundin sucht für uns nach Frühchenklamotten und holt sie auch noch ab, eine andere bestellt gleich mal eine XXL-Packung Frühchenwindeln. Den Rest müssen wir erledigen. Auch die Fahrt mit unseren Mäusen nach Hause: Ein Auto haben wir nicht. Die Taxizentrale teilt meiner Frau lapidar mit, dass die Taxis maximal eine Babyschale an Bord haben. Die zweite müssen wir selber auftreiben. Auf die Frage meiner Frau, ob das Krankenhaus eventuell Kontakte zu speziellen Fahrdiensten vermittelt, antwortet die Schwester nur entnervt: »Müssen wir für Sie jetzt auch noch die Fahrt nach Hause organisieren?« (Dabei verspricht die Homepage des Krankenhauses genau das.) Also müssen wir wieder selbst ran. Freunde leihen uns ihre Babyschale. Wieder ein Weg mehr.

Eigentlich müssten wir Wut empfinden. Aber wir können es schon nicht mehr. Uns fehlt schlicht die Kraft. Wir wollen nur noch raus aus diesem verdammten Krankenhaus, wollen unsere Kinder nach Hause holen. Trotz aller Angst: Dort wird es ihnen bessergehen als in dieser Klinik, wo sich niemand wirklich um sie kümmert.

Trotzdem wäre es wohl richtig, wütend zu sein. Auf diese Situation, in der die Kinder nichts zählen und wir auch nicht. Die Ärzte schauen auf die medizinischen Werte unserer Kinder, das Krankenhaus auf die Finanzen und die knappen Betten, der Sozialdienst auf den fertigen Antrag auf eine Haushaltshilfe. Es ist wie bei den Behörden mit ihren ewigen Anträgen: Unsere Kinder und wir sind Fälle, die abgehakt werden. Wie es uns geht, wie wir emotional und kräftemäßig am Abgrund stehen, mit tausend Ängsten auf die Zukunft blicken, ist egal.

Der große Tag

Und dann ist er da, der große Tag. In meinem Inneren toben die Emotionen wie Kinder auf dem Spielplatz. Ein großes Durcheinander aus Müdigkeit, Nervosität, Herzrasen, und doch ist auch eine Spur Vorfreude dabei. Die To-do-Liste ist abgehakt, alles hat doch irgendwie am Ende wieder geklappt. Die große Babywaage steht gegenüber vom Wickeltisch, die Medikamente sind im Regal. Ich sauge die Wohnung, sehe das leere Beistellbett und kann noch gar nicht richtig fassen, dass unsere Mäuse schon heute Abend darin schlafen werden.

Gegen Mittag sollen sie entlassen werden. Mit der Babyschale unterm Arm klettere ich vor dem Krankenhaus aus dem Taxi. »Herzlichen Glückwunsch! Geht es nach Hause?«, kräht eine alte Dame im Vorbeigehen fröhlich. Nett gemeint, doch ich bin längst schon wieder im Funktionsmodus. In meinem Inneren ist alles taub, ich arbeite nur noch die mentale Checkliste ab wie ein Pilot im Cockpit. Mit einem kurzen »Danke« in Richtung der Dame verschwinde ich im Gebäude.

Das Wärmebettchen mit unseren Mäusen ist hinter einem Meer aus vollgepackten Tüten und dem Trolley verschwunden. Sie verschlafen auch diesen Moment und bekommen nicht mit, wie ich die beiden anstarre. Zum ersten Mal liegen unsere Kinder ganz ohne Kabel und Elektroden vor mir. Die beiden Monitore an der Wand sind dunkel. Unter der bunten Dumbo-Bettwäsche liegen zwei ganz normale Babys mit ihren bunten Mützchen und Strampelanzügen.

Ein kurzes Abschlussgespräch mit der Ärztin, dann gehen wir das letzte Mal über den abgenutzten Kunststoffboden den düsteren Stationsflur entlang. Vorbei an den Zimmern, durch die offenen Türen sehen wir andere Frühchen, die sich in ihren Inkubatoren ins Leben kämpfen. Eine Lernschwester hilft uns, unsere Sachen bis zum Ausgang zu tragen. Das erste Kapitel im Leben unserer Kinder ist vorbei. In meinem Magen fühlt es sich so flau an, als wäre ich kurz davor, mich an einem Bungee-Seil in die Tiefe zu stürzen.

Die Wohnung wirkt eigenartig still und leer nach den Wochen im Krankenhaus. Keine Schritte, keine Stimmen vom Flur, keine piependen Geräte, kein Notknopf, kein Arzt und keine Schwester, die bei Fragen zur Stelle wären. Etwas über einen Monat sind unsere Mäuse nun alt. Alles, was sie in dieser Zeit gemacht haben, jeder Atemzug, jeder Herzschlag, jeder Milliliter Milch, wurde beobachtet, dokumentiert und interpretiert. Und jetzt sind nur noch wir da. Und müssen ohne viel Rat die richtigen Entscheidungen für die beiden Winzlinge treffen, die noch immer in ihren Babyschalen schlummern. Mit der riesigen blauen Wollmütze auf dem Kopf, dem verknautschten Gesicht und dem wallenden weißen Babyschlafsack wirkt unser Sohn wie ein kleiner Zauberer aus einer fernen Phantasiewelt. Das flaue Gefühl im Magen hält an. Wir zählen fast die Minuten, bis Kristina kommt.

Kristina ist das konkrete Gegenteil der Schwestern in unserem letzten Krankenhaus und nach den Erfahrungen da ein Lichtblick. Sie tritt an diesem Tag durch die Tür und in unser Leben mit einer Flasche Vitaminsaft, Blumen für Katrin und einem freundlichen Lächeln. Und dann ist sie einfach da, an diesem Nachmittag, am Morgen darauf und in den ersten Wochen. Kristina weiß, wie man Kinder stillt, wickelt und badet, sie weiß, wie es ihnen geht, und ahnt meistens ziemlich schnell, wie es uns geht. Kristina braucht auch keine Anträge, um tätig zu werden, sie ist auch nicht zu beschäftigt und findet auch keine Frage dumm. Eigentlich ist sie für uns auch gar nicht zuständig, sondern nur die Vertretung unserer Hebamme, die immer noch auf Fortbildung ist. Aber Kristina kümmert sich, obwohl sie auch noch als Stationshebamme in einem Krankenhaus arbeitet. Eine Seelentrösterin, eine Mutmacherin, eine Stütze, die wir vier jetzt dringend brauchen.

»Die erste Nacht werden Sie nie vergessen«, hatte uns die Schwester im Krankenhaus mit wissendem Lächeln zum Abschied gesagt. Jetzt hallt der Satz immer und immer wieder durch meinen Kopf. Neben uns weint unser Sohn im Babybettchen. Es ist ein ängstliches, verzweifeltes Weinen, während seine Schwester daneben friedlich schlummert. Hilflos nehme ich ihn auf den Arm, laufe durch die stille, dunkle Wohnung. Lege ihn ins Bett. Es hilft nichts. Nach einigen Minuten weint er wieder. »Nimmst Du ihn oder ich?«, fragt meine Frau verschlafen. Wieder nehme ich ihn auf den Arm, singe leise. Lege ihn wieder ab. Er weint wieder.

Die Zeit im Krankenhaus hat gewirkt, aber nicht positiv. Ich höre auf kein Herz und keine Intuition. Die ewige harsche Kritik, die abschätzigen Bemerkungen und die kalte Stationsroutine hat uns alles genommen, was wir an Intuition hatten. Wir verhalten uns nicht wie Eltern und tun nicht das Normalste auf der Welt – ihn zu uns ins Bett zu holen, mit ihm zu kuscheln und ihm Sicherheit zu geben. Stattdessen trage ich ihn mit ins Kinderzimmer und massiere seinen Bauch, falls es der Magen ist. Lege ihn wieder ab. Es hilft nichts. Es wird eine schlaflose Nacht für ihn und für uns. Nicht mal Stillen kann ihn beruhigen. Wir probieren alles, was uns in den Sinn kommt und machen damit alles falsch.

Was uns nicht in den Sinn kommt: In was für einer anderen Welt diese beiden kleinen Wesen plötzlich gelandet sind. Wie schwierig es nicht nur für uns ist, zuhause anzukommen, sondern vor allem für sie. Im Krankenhaus gab es keine Dunkelheit im Zimmer und keine Stille. Die Nachtschwester schaute herein, die Monitore leuchteten, Geräte piepten. Alles ist plötzlich weg und niemand kann unserem

Sohn jetzt erklären warum. Viel später lesen wir erst, dass manche Experten den Eltern empfehlen, in den ersten Nächten eine Lampe im Kinderschlafzimmer anzuschalten, leise das Radio laufen zu lassen und so etwas Krankenhausatmosphäre zu simulieren. Wir wissen davon nichts, wie so vieles.

Erste Schritte

Unser Sohn weint wieder. Es ist ein verzweifeltes, lautes Weinen, das tief aus seinem Inneren zu kommen scheint. Noch herzerweichender ist nur der Blick, den er dazu aus seinen aufgerissenen Augen sendet. Ein hilfesuchender, trauriger Blick. So als ob er uns fragen wollte: »Was mache ich denn schon hier? Ich bin doch noch gar nicht soweit.« Stundenlang tragen wir ihn in den ersten Wochen umher, bis zur völligen Erschöpfung. Und merken, wie sein Blick und sein Weinen uns das Herz brechen. Wie wir uns doch so sehr wünschen, genau zu verstehen, was jetzt in ihm vorgeht. Ihm irgendwie erklären zu können, dass alles gut wird. Dass er bei uns sicher und geborgen ist. Immer wieder schmiegen wir ihn so eng an uns, wie es nur geht. Immer in der Hoffnung, dass die Wärme ihn beruhigen kann. Wir wünschen uns so sehr, dass er irgendwann hier bei uns ankommen kann.

Einmal geht es abends über Stunden: Er weint, schreit, strampelt mit seinen kleinen Ärmchen und Beinchen. Glücklicherweise schläft unsere Tochter schon. Erst trägt meine Frau ihn über Stunden. Irgendwann ist ihre Kraft zu Ende. »Kannst Du ihn nehmen?«, fragt sie. Dann übernehme ich. Es hilft nichts. Irgendwann fällt mir in meine Verzweiflung ein, was der Oberarzt kurz nach der Geburt gesagt hatte: »Sie mögen Begrenzung.« Also legen wir uns zusammen auf das Sofa. Meinen Sohn mit dem Rücken an die Lehne und mit dem Kopf an meine Brust. Meine Knie drücke ich vorsichtig gegen seine Füße und umschließe seinen Kopf mit meinen Armen. Erst weint er immer noch bittere Tränen. Ich halte ihn fest, zu mehr reicht die Kraft nicht mehr. Irgendwann stößt er plötzlich einen tiefen Seufzer aus. Dann erschlafft der kleine Körper und er atmet in tiefen, ruhigen Zügen. Erschöpft schlafen wir beide ein.

Das Gefühl der Hilflosigkeit ist schwer zu ertragen. Als Eltern wollen wir für unsere Kinder doch die Felsen in der Brandung sein. Sie durch die schweren Momente begleiten, stützen, wenn möglich tragen. Und nun sehen wir diesen kleinen leidenden Jungen vor uns, dessen Schmerz wir so gerne tragen möchten. Und es geht nicht.

Umso größer die Freude, als wir nach einigen Wochen mit den Kindern zur Osteopathin gehen. Am Morgen vor dem Termin bin ich nervös. Male mir aus, mit wie viel Angst gerade unser Sohn auf die fremde Frau reagieren wird. In der Praxis klopft mein Herz. Vor meinem inneren Auge stelle ich mir vor, wie die Therapeutin diese kleinen zerbrechlichen Wesen behandelt und womöglich einen ihrer dünnen Knochen bricht. Doch es kommt ganz anders: Mit geschlossenen Augen streicht sie ganz vorsichtig über die Körper unserer Kinder, so behutsam, als würde sie eine Blume streicheln wollen. Und tatsächlich: Unser Sohn schließt seine Augen, seufzt leise und sein ganzer Körper entspannt sich. Das Gefühl der Erleichterung, das unsere Herzen durchflutet, ist unbegreiflich.

Nicht nur sein Weinen bricht uns das Herz. Nach den Mahlzeiten würgt er oft einen großen Teil der Milch wieder hoch. Wenn wir ihn tragen, seinen Kopf an unserer Schulter, hören wir oft das Würgen, dann spüren wir schon die warme Flüssigkeit auf unserem Rücken. Wir sind ratlos, denn wir zwingen ihm nie etwas auf. Er spuckt auch, nachdem er eine Flasche leergetrunken hat. Irgendwann hört das Spucken dann einfach auf. Monate später treffen wir eine andere Frühchenmutter beim Kinderarzt. Ihr Sohn zeigte früher ähnliche Symptome. Auch eine Folge der Frühgeburt, glaubt sie.

»Es liegt an den Sonden. Dadurch bekommen die Kinder so viel Nahrung und lernen nicht, dass sie aufhören können.«

Unserer Tochter geht es in den ersten Wochen ganz anders. Ruhig liegt sie da. Sie weint selten, meist schaut sie mit einem eher freundlichen Gesichtsausdruck auf uns, Kernbotschaft: »Ich liebe mein Leben.« Es passt, was der Oberarzt uns in den ersten Tagen nach der Geburt sagte: »Mädchen kommen mit einer Frühgeburt besser klar als Jungs.«

Das Krankenhaus im Kopf

Wir sind nicht mehr im Krankenhaus, aber das Krankenhaus ist immer noch in uns. Der Rhythmus ist uns so eingeimpft worden, dass wir ihn automatisch abspulen, ohne groß nachzudenken. Alle drei Stunden: wickeln, Temperatur messen, stillen. Morgens wiegen, waschen, Kinder umziehen. Alle Werte tragen wir weiter in Tabellen ein, bald türmen sich gegenüber dem Wickeltisch die Papierstapel. Wir kommen gar nicht darauf, es anders zu machen. »Ihr wart beide ganz bemüht, es richtig zu machen, und ich habe bei euch von Anfang an etwas ganz liebevolles und gleichzeitig eine totale Überforderung wahrgenommen«, sagt Janika Cammann, unsere Familienbegleiterin. »Es war so für euch: ›Okay, die Leute im Krankenhaus haben was ganz anderes gesagt, aber das klappt zuhause nicht mehr‹, und ihr wusstet gar nicht, wo ihr anfangen solltet.

Doch bald stoßen wir an unsere Grenzen. »Es geht so nicht weiter«, sagt meine Frau nach wenigen Tagen. Vor allem nachts: 21 Uhr wickeln und stillen, das dann wieder um Mitternacht, dann um drei, dann um sechs. Im Krankenhaus übernahm immerhin die Nachtschwester die Runde um drei Uhr. Jetzt stellen wir den Wecker. »Wir müssen getrennt schlafen«, sagt meine Frau. Die Runde um Mitternacht übernimmt sie, während ich schon in einem anderen Zimmer schlafe. Dann rollt sie die Kinder im Beistellbett in mein Zimmer. Um drei gebe ich ihnen die Flasche mit abgepumpter Milch und lege mich danach wieder hin. Kurz vor sechs klingelt Katrins Wecker.

Wir rennen ständig der Zeit hinterher. Immer mit der Gefahr, dass ein Kind auch vor der nächsten Runde anfängt zu weinen. Manchmal hilft nichts. Verzweifelt stehe ich vor dem Bettchen mit den weinenden Winzlingen. Beide gleichzeitig kann ich nicht tragen und weiß mir keinen Rat mehr. Mit einem ganz miesen Gefühl schiebe ich sie zu meiner Frau, die vielleicht zwei Stunden wieder geschlafen hat und mich aus müden Augen anblinzelt. »Kannst Du sie in den Schlaf stillen?«, bitte ich sie.

Nach einigen solchen Nächten ist Katrin am Ende. Die Tage kommen ja noch dazu. Noch immer trinken unsere Mäuse in kleinen, langsamen Schlucken. Es dauert eine Stunde, bis sie genug haben. Das bedeutet gut acht Stunden Stillen. Dazu das Abpumpen für die Flasche in der Nacht. In den Stunden dazwischen muss einer von uns bei den Kindern sein und oft genug unseren weinenden Sohn tragen und beruhigen. Der andere muss im Eiltempo alles andere erledigen: putzen, waschen, Wäsche falten, einkaufen, kochen – alles muss irgendwie dazwischen passen. Und außerdem ist die Steuererklärung bald fällig und das Elterngeld müssen wir auch noch beantragen. Und dazu kommen – wie bei vielen Frühchen – die ganzen medizinischen Termine: Arztbesuche, Krankengymnastik, Osteopathie, Nachsorge. Manchmal vermissen wir schon die pappigen Brötchen und den immer gleichen Butterkäse aus dem Krankenhaus, der billig aussieht und auch so schmeckt. Da mussten wir das Essen wenigstens nur holen und nicht einkaufen und zubereiten.

Eigentlich sind wir in den ersten Monaten keine Eltern, sondern die Projektmanager unserer Kinder. Die Wohnung verlassen wir nur, wenn wir etwas erledigen müssen. Abends fallen wir ins Bett, meine Frau im Schlafzimmer, ich auf die Couch im Wohnzimmer. Froh, wieder einen Tag geschafft zu haben.

Wir wissen, dass wir Hilfe brauchen. Unsere Eltern kommen in den ersten beiden Wochen nach der Entlassung. Ein Lichtblick. Mit meinem Vater suche ich Regale fürs Wohnzimmer, bestelle einen Kühlschrank und einen Trockner. Unglücklicherweise streckt hohes Fieber meine Mutter nieder, sie liegt in der Ferienwohnung flach. Eigentlich wollte sie bei uns sein. Meine Schwiegermutter reist an, kocht und wäscht für uns. Auch unsere Freunde versuchen, was sie können. Eine Freundin kommt und kocht uns ein Abendessen, Steak und Salat. Ein Festessen, da es sonst nur für Tiefkühlkost reicht.

Nachts in der Notaufnahme

Wir sind wieder da. Da, wo wir nie wieder hinwollten. Die abgelaufenen Fußböden, das Neonlicht, die Wärmelampen über den Wickeltischen – alles noch genauso, wie wir es vor ein paar Tagen zurückgelassen haben. Und auch das beklommene Gefühl im Magen, als wir durch die Tür treten. Wir sind wieder im Krankenhaus, gerade mal eine Woche nach unserer Entlassung. Es ist ein Unglück mit Ansage: Unsere Mäuse haben seit fünf Tagen keinen Stuhlgang. Das Problem hatten sie im Krankenhaus auch schon. Völlig normal bei Frühchen, sagten uns die Schwestern.

Nun wechseln wir seit Tagen leere Windeln und werden immer nervöser, aber wollten auch nicht gleich zur Kinderärztin rennen. Wir versuchen es mit Bauchmassagen und dem Prinzip Hoffnung. Morgen wollten wir dann in die Praxis, aber die beiden können nicht mehr so lange warten: Sie heulen wie am Spieß, stundenlang, und lassen sich nicht mehr beruhigen. Ihre Bäuche fühlen sich hart an. »Fahren Sie lieber ins Krankenhaus, ich kann von hier aus keine sicheren Diagnosen stellen«, sagt die Kinderärztin von der Hotline unserer Krankenkasse.

Nun also die Notaufnahme, kurz nach 23 Uhr kommen wir an. »Och, sind die beiden noch klein. Ich gucke gleich mal, dass sie ein Zimmer bekommen können«, sagt eine Krankenschwester. Das Zimmer kommt schnell, der Arzt leider nicht. »Das kann dauern«, sagt die Schwester. Denn es gibt nachts nur einen Neonatologen und der ist ausgerechnet jetzt in einem anderen Krankenhaus, um ein Frühgeborenes zu versorgen.

Die Mäuse liegen auf der Wickelkommode unter einer Wärmelampe, die Schwester hat darum gebeten. Danach sehen wir sie nicht mehr wieder. Stundenlang sitzen wir in dem kleinen, fensterlosen Untersuchungszimmer und spüren, wie die Erschöpfung in uns hochsteigt. Die Mäuse schreien nicht mehr, sondern schlafen tief und fest. Nach einiger Zeit fragen wir uns, ob die Kinder stundenlang unter der heißen Lampe liegen sollten. Aus dem Schwesternzimmer lautes Lachen, die Schwester und ein Kollege lümmeln auf ihren Stühlen, Kaffeetassen auf dem Tisch. Ich frage nach, die Schwester will den Arzt fragen. »Lassen Sie die beiden solange weiter drunten liegen«, rät sie.

Im Zimmer fallen wir in eine Erschöpfungsstarre. Weder Arzt noch Schwester lassen sich blicken und wir vergessen unsere Frage gleich wieder. Es geht nichts mehr, wir dösen mit offenen Augen vor uns hin und versuchen gelegentlich, uns mit einem kurzen Gespräch wachzuhalten. Plötzlich schreckt meine Frau auf: »Warum ist unser Sohn so apathisch?«, fragt sie. Unsere Kinder liegen wie zwei Puppen unter der Lampe, keine Regung mehr. Plötzlich fällt uns alles siedend heiß ein: die Lampe, die Hitze, unsere Frage, die Schwester, die nachfragen wollte und dann nicht wiederkam. Wir beide springen auf, schnappen uns ein Fieberthermometer. Unser Sohn hat eine Temperatur von über 39,5 Grad. Ich stürme zum Aufenthaltsraum. »Patienten und Angehörige haben hier keinen Zutritt«, blafft die Schwester, doch ich schildere ihr einfach geschockt, was gerade passiert ist. Sie steht ruckartig auf. »Gehen Sie zurück, ich komme sofort«, sagt sie, nun auch mit Anspannung in der Stimme.

Unser Sohn liegt an der Brust meiner Frau und trinkt mit gierigen, schnellen Schlucken. Das beruhigt uns schon mal. Auch die Schwester hat sich offenbar wieder gefangen. »Na, hier ist wohl einer heiß gelaufen«, bollert sie fröhlich in den Raum. Wir sind so sprachlos, dass wir gar nicht mehr richtig protestieren können, dass sie uns nicht wie versprochen informiert hat, was der Arzt gesagt hat. Die Schwester misst die Temperatur noch einmal, unser Sohn ist schon kühler.

Wir warten weiter, die Stunden vergehen. Es ist gegen 2 Uhr morgens, als eine übermüdete Ärztin ins Zimmer kommt. »Ich bin leider nur normale Kinderärztin, keine Neonatologin. Ich kann nichts entscheiden, ohne mit meinem Kollegen Rücksprache zu treffen«, stellt sie gleich mal klar. Doch der ist immer noch bei dem Frühchen im anderen Krankenhaus. Wir beten noch einmal die Symptome und Probleme unserer Kinder herunter, die wir schon bei der Anmeldung haarklein der Schwester erzählt haben. Die Ärztin verschwindet und will versuchen, ihren Kollegen ans Telefon zu bekommen.

Dann ist sie wieder zurück und lässt die Bombe platzen. »Also, wir machen hier jetzt nichts. Sie können wieder nach Hause gehen. Dies ist hier eine Notaufnahme und die Situation ihrer Kinder ist noch nicht dramatisch«, erklärt sie in einem schneidenden Ärzteton, der keinen Widerspruch zulässt. Meine Frau: »Ab wann ist es denn dramatisch?« Ärztin: »Ab morgen.«

Uns reicht es. Alles muss mal raus: unsere Wut über das Desinteresse und die Demütigungen während unseres Aufenthalts, die vorschnelle Entlassung, das stundenlange Warten heute. Wütend fahren wir die Ärztin an, zählen noch all die schlimmen Enttäuschungen auf. Die ist plötzlich gar nicht mehr selbstsicher, sondern ziemlich verunsichert. »Ich rede noch mal mit meinem Kollegen«, sagt sie und verschwindet. Kurz darauf ist sie zurück. »Mein Kollege hat entschieden, dass wir ihre Tochter anspülen, ihren Sohn aber nicht«, sagt sie mit entschiedener Stimme, ganz so, als sei das hier eine Versteigerung und dies ihr letztes Angebot. Wir sind einfach nur noch froh, dass wenigstens einem unserer Kinder geholfen wird. Unsere Tochter kriegt also eine Art Einlauf. Die ganze Prozedur dauert vielleicht zehn Minuten, dann marschieren wir hinaus. Draußen dämmert es bereits und die ersten Vögel singen. Wir wollen nur noch nach Hause.

»Schöpfen Sie Ihre Ressourcen aus«

Der Anruf kommt kurz vor acht. Und der Anrufer, Sachbearbeiter unserer Krankenkasse, macht gleich mal die Hierarchien klar. Seine ersten Worte: »Ich muss Ihnen mitteilen, dass ich Ihren Antrag so nicht genehmigen kann.« In einem Tonfall, der eher danach klingt, als ob es hier nicht um einen Antrag auf eine Haushaltshilfe ginge, sondern um das Gnadengesuch zweier Schwerverbrecher.

Was danach kommt, ist keine Begründung, sondern eine Einschüchterung. Es fallen Worte wie »völlig unverhältnismäßig«, »Begründungen reichen nicht aus«, »Sozialgesetzbuch« und, falls wir auf unserem Antrag weiter bestehen, »medizinischen Dienst einschalten«.

Wir verpassen den Anruf, da wir nach der langen Nacht im Krankenhaus völlig erschöpft ins Bett gefallen sind. Erst Stunden später hören wir die Nachricht auf der Mailbox. Wir glauben, dass dahinter eine Taktik steht. Wenn das stimmt, dann ist sie aufgegangen: Wir hören eine klare Botschaft, auch wenn er sie nicht ausgesprochen hat: »Versuchen Sie gar nicht erst, von uns Hilfe zu bekommen. Das ist sowieso sinnlos.«

In unseren Köpfen pocht es – Kopfschmerzen: die Folge vom Stress im Krankenhaus und dem fehlenden Schlaf. Wir haben keine Kraft, mit der Krankenkasse zu kämpfen. Wir brauchen das letzte bisschen Kraft, um unsere Kinder durch den Tag zu bekommen.

Wir werden diese Situation noch häufiger erleben und uns fragen, ob es Methode ist. Wie alle Menschen in Extremsituationen können sich auch Frühcheneltern kaum gegen negative Entscheide wehren. Wir haben keine Zeit und keine Energie für stundenlange Recherchen im Netz, Gespräche mit Rechtsanwälten, die Formulierung eleganter Widersprüche.

Und so machen wir es der Krankenkasse einfach. Obwohl wir alles versuchen, was in unserer aktuellen Situation geht. Ich gehe in die nächste Geschäftsstelle und formuliere einen Widerspruch. Die Sachbearbeiterin ist freundlich, sucht mit mir Argumente, am Ende steht ein Text. Der Frauenarzt meiner Frau schreibt ein ausführliches Gutachten. »Früher war es überhaupt kein Problem, von der Krankenkasse eine Haushaltshilfe zu bekommen«, brummelt er. Viele Menschen, mit denen wir sprechen, halten das Verhalten der Kasse für reine Sparpolitik.

Auch der zweite Antrag scheitert. Die Krankenkasse gibt uns gleich den Tipp, es doch mal beim Jugendamt zu versuchen. Dort bittet man mich, mein Anliegen per Mail zu schildern. Das ist nicht schwer:

»Sehr geehrte Damen und Herren,

(…)

Zwillinge zu betreuen, die 10 Wochen zu früh auf die Welt gekommen sind, ist eine 24-Stunden-Aufgabe. (…)

Alle 2–3 Stunden müssen die Kinder gestillt und ihre Windeln gewechselt, Temperaturen gemessen und Medikamente gegeben werden. Da die Verdauungssysteme von Frühchen noch nicht richtig ausgebildet sind, schreien diese viel nach dem Stillen und müssen massiert und umhergetragen werden, um ihre Koliken in den Griff zu bekommen. (…)

Des Weiteren müssen wir regelmäßige Arzttermine in Anspruch nehmen, um zu kontrollieren, dass die Frühchen sich gut entwickeln, und um sicherzustellen, dass keine Unterversorgung oder Abnahme des Gewichts stattfindet.

Sie können sich nach dem Gelesenen vorstellen, dass meine Frau und ich so erschöpft sind, dass wir es selten schaffen, für uns selbst zu kochen und oftmals sogar vergessen zu essen.

Da meine Frau einen schwierigen Kaiserschnitt hinter sich hatte und wir eine schwierige und schmerzhafte Erfahrung im Krankenhaus mit den Zwillingen gemacht haben, bitten wir Sie inständig, uns eine Haushaltshilfe zu bewilligen, um uns in dieser Notsituation zu unterstützen.

(...)

Die Antwort vom Amt darauf kommt prompt: »Zunächst ist die Familie in der Verantwortung, alle möglichen Ressourcen auszuschöpfen«, schreibt die Sozialarbeiterin. Was das in unserem Fall bedeutet, steht in den folgenden Zeilen: Zunächst soll ich den ganzen Jahresurlaub nehmen, um meine Familie zu betreuen. Das Amt will nur dann überhaupt über eine Haushaltshilfe nachdenken, wenn ich wieder arbeite. Ganz so, als sei unsere aktuelle Lage, in der ich noch in Elternzeit bin, nicht schon schwierig genug. Dann sollen wir noch ein Arztgutachten anbringen und eine ausführliche Darstellung, welche Hilfe wir von Familie und Freunden bekommen.

Wir bitten eine Stiftung um Hilfe, die Frühcheneltern unterstützt. Eine Sozialarbeiterin nimmt Kontakt zum Jugendamt auf, spricht sogar mit der Vorgesetzten der zuständigen Sozialarbeiterin. Es hilft nichts. Das Amt bleibt dabei: Ich soll meinen ganzen Urlaub nehmen und weiter zuhause bleiben, um die Familie zu versorgen. Eine Haushaltshilfe bekommen wir, wenn überhaupt, erst danach. »Aus deren Sicht geht es uns mal wieder zu gut«, sagt meine Frau.

Als Frühcheneltern hängen wir zwischen Baum und Borke. Unsere Kinder sind besonders, haben besondere Bedürfnisse, einen besonderen Start ins Leben. Aber sie fallen nicht in eine der Kategorien, die der Staat aufgestellt hat. Sie sind nicht behindert, nicht pflegebedürftig, nicht krank. Und damit gibt es für uns auch keine Hilfe. Die Emotionen schwappen wieder in uns hoch, es ist wie im Krankenhaus: Wir fühlen uns alleingelassen, ungerecht behandelt, nicht wahrgenommen mit unseren Problemen. Aber wir haben keine Kraft, uns zu wehren. Wir müssen uns um unsere Kinder kümmern, den Alltag managen, den Kopf über Wasser behalten. Wir geben auf.

Der nächste Schock

Und schon wieder: Angst, Herzrasen, Krankenhaus. Gerade als wir hoffen, dass nun endlich etwas Ruhe einkehrt. Die Bedingungen sind günstig: Meine Eltern sind wieder für eine Woche gekommen. Zwei Paar Hände mehr, die Essen kochen, den Tisch decken, die Wohnung putzen und die Kinder wickeln können. Doch der Marathon ist noch nicht vorbei. Auch wenn alles ganz harmlos beginnt: »Sie müssen nächste Woche noch einmal zur Blutabnahme kommen«, sagt unsere Kinderärztin am Telefon. Einige Tage vorher hatte sie unseren Mäusen erst Blut abgenommen. So hatte es der Arztbrief zur Entlassung empfohlen. »Einige Werte waren nicht in Ordnung, aber das kann bei Frühchen schon mal so sein. Wir müssen das noch mal prüfen. Reine Routine«, beruhigt uns die Ärztin.

Aber es ist keine Routine. Denn unser Sohn hatte beim letzten Blutbild viel zu wenig Neutrophile. Das ist eine Art der weißen Blutkörperchen, die jeder gesunde Mensch hat. Sie sind so etwas wie eine Art Lebensversicherung, wenn Bakterien oder Viren den Körper infizieren. Unser Sohn hat nicht genug. Jede eigentlich harmlose Infektion könnte für ihn gefährlich werden.

Wir warten gebannt auf das Ergebnis dieser zweiten Blutabnahme. Ein Nervenkrieg, es ist wieder wie in den ersten Tagen nach der Geburt, wie in der Nacht in der Notaufnahme kurz nach unserer Entlassung: Wieder steigt die Angst um unsere Kinder hoch. Und wieder fragen wir uns, warum es unseren Sohn schon wieder treffen muss, nach der Infektion im Krankenhaus, nach all dem Weinen, nach dem wir so oft spüren können, wie schwer ihm dieser zu frühe Start ins Leben fällt.

Und natürlich kommt das Ergebnis nicht wie versprochen am gleichen Tag. Erst am nächsten. »Kommen Sie in die Praxis«, sagt die Ärztin am Telefon. Meine Frau geht, ich bleibe mit den Mäusen zu Hause. Was meine Frau anschließend berichtet, will ich erstmal gar nicht glauben. Wir müssen mit unserem Sohn ins Universitätskrankenhaus – sofort. »Wir sollen uns darauf vorbereiten, dort zu bleiben«, sagt meine Frau. Sie packt schon mal die Sachen, die Kinderärztin will uns dort anmelden. Doch die Uniklinik winkt ab. Wir sollen zunächst mal am nächsten Tag ambulant vorbeikommen.

Sommerzeit, Urlaubszeit. Das Wartezimmer in der Klinik für Hämatologie und Kinder-Onkologie ist fast leer. Ein paar Spielsachen auf dem Tisch, krakelige Kinderzeichnungen auf einer Tafel an der Wand. Wir müssen nicht lange warten. Eine Laborantin nimmt unserem Sohn wieder Blut ab, zum Glück aus dem Finger. Bald sitzen wir bei der Ärztin. Diesmal sind die Werte viel besser. »Wahrscheinlich nur ein Messfehler«, sagt sie beruhigend. In drei Wochen sollen wir wieder zur Kontrolle kommen. Reine Routine – denken wir.

Doch nach dem Arzttermin ist vor dem Arzttermin. Wie alle Frühcheneltern absolvieren wir mit unseren Kindern einen Ärztemarathon. Als nächstes ist die Augenärztin dran. »Wer fängt denn nun an?«, fragt die grauhaarige Ärztin und deutet dabei auf unsere Mäuse. Uns ist das mittlerweile völlig egal, wir sind einfach nur froh, dass es endlich mal anfängt. Über drei Stunden haben wir auf einem schmalen Sofa vor dem Sprechzimmer gewartet, die Mäuse auf dem Schoß. Während wir die Kinder schuckeln und meine Frau stillt, laufen Patienten an uns vorbei. Als wir kamen, platzte das Wartezimmer vor lauter Menschen. Nun ist es Freitag kurz nach 12, das Wartezimmer ist verwaist, die Praxis still. Nur die Arzthelferinnen am Empfang sind noch da und besprechen, was sie vor dem Wochenende noch erledigen müssen.

Unsere Mäuse sind die letzten Patienten. Die Ärztin muss ihre Netzhäute untersuchen. Eines der großen Risiken, mit denen Frühchen zu kämpfen haben, ist die sogenannte »Frühgeborenen-Retinopathie«: Die Netzhäute von Frühchen sind durch die frühe Geburt nicht so weit entwickelt wie die von reifgeborenen Kindern. Nach der Geburt können Blutgefäße aber plötzlich unkontrolliert wachsen und die Netzhaut schädigen – im schlimmsten Fall bis zur Erblindung. Ärzte können den Prozess stoppen, wenn die Erkrankung rechtzeitig erkannt wird. Dafür ist aber ein Check nötig. Eigentlich sollte der schon im Krankenhaus stattfinden, aber dann wurden wir doch entlassen.

Nun sind wir bei der Kontrolle in einer Praxis und es ist schmerzhaft. Eine Hand scheint unsere Herzen im Griff zu halten und immer fester zuzudrücken. Die Beklemmung wächst, während wir zusehen, wie die grauhaarige Ärztin die Augenlider unserer Tochter mit zwei Metallklammern fixiert. Unsere Maus liegt auf einer kleiner weißen Decke auf der Untersuchungsliege. »Dann schauen wir mal«, sagt die Ärztin und beginnt, mit einer kleinen Lampe die Netzhaut zu prüfen. Es dauert nur wenige Minuten, bis das Ergebnis kommt. »Da ist alles in Ordnung«, sagt die Ärztin knapp. Bei unserem Sohn einige Minuten später auch. Wir spüren, wie der Druck auf unserem Brustkorb langsam nachlässt.

Wir sind unglaublich erleichtert, und trotzdem tun uns die Mäuse in diesem Moment wieder unglaublich leid. Wie viele Stunden ihres Lebens haben sie nicht mit uns, sondern in Inkubatoren verbracht? Wie viele Kabel, Schläuche und Sonden haben sie schon an oder in ihren Körpern gespürt? Wie oft sind sie zur Blutabnahme schon gestochen worden? In diesen ersten zwei Monaten ihres Lebens haben sie schon mehr Behandlungen durchgemacht, als manche Erwachsene in einem ganzen Leben. Dazu kommt noch der ganze Stress drum herum: die vielen Menschen mit ihren Stimmen und der immer wieder gestörte Tagesrhythmus. Auch jetzt müssten sie längst schon in ihrem Bettchen schlummern. Erschöpft fahren wir alle vier im Taxi heim.

Seit unsere Kinder aus dem Krankenhaus entlassen wurden, hängt ein großer Terminkalender in unserer Küche. Eigentlich könnten unsere Kinder auch eine eigene Sekretärin beschäftigen: Bluntuntersuchungen mit unserem Sohn in der Uniklinik, die nächste Netzhautuntersuchung in einigen Wochen, Vorsorgeuntersuchungen, Physiotherapie, Osteopathie. Dazu spezielle Nachsorgeuntersuchungen im Krankenhaus. Während wir die Termine abarbeiten, geben uns die immer zahlreicher werdenden Staubmäuse in den Zimmerecken einen dezenten Hinweis, dass wir auch mal putzen sollten. Und der Kühlschrank füllt sich auch nicht von alleine.

Wir kommen schon an den Rand unserer Belastungsgrenze. Doch wie sollen es Eltern schaffen, denen es nicht so gut geht wie uns? Wir sind im Öffentlichen Dienst und haben familienfreundliche Arbeitgeber. Meine Frau kann ein Jahr in Elternzeit bleiben, wir können es uns leisten, dass ich nur drei Tage die Woche in Teilzeit arbeite. Was machen Eltern von Extremfrühchen, die oft weit stärker unter den Folgen der Frühgeburt leiden und noch mehr Therapie brauchen als unsere Kinder? Für viele Eltern hat eine Frühgeburt auch schwerwiegende soziale Folgen, weil nicht mehr beide Vollzeit arbeiten gehen können. Doch mit den Einkommenseinbußen müssen sie erst einmal alleine klarkommen.

Oasen der Ruhe

Nachmittags um fünf Uhr beginnt die schönste Zeit des Tages. Die Mäuse schlafen friedlich in den Tragetüchern, die wir uns umgebunden haben. Wir laufen los in den lauen Sommerabend. Schmetterlinge und Bienen summen um die Blumen in den Gärten ringsum, blauer Himmel, Schleierwolken. Die Straßen sind leer, Sommerferien, um uns herum kommt das Leben zur Ruhe. Und wir auch. Langsam schlendern wir durch unser Viertel. Eine Stunde Stille, eine Stunde ruhiger atmen, herunterkommen, den Frieden um uns herum in uns aufnehmen. Katrin kommt oft nur diese eine Stunde am Tag an die Luft, weil die Mäuse unseren schicken neuen Kinderwagen nicht mögen. Mit unseren Armen halten wir sanft die Kinder und spüren ihre Köpfe, die völlig entspannt gegen unsere Oberkörper lehnen. Schauen in geschlossene Augen und hören die ruhigen Atemzüge. Und freuen uns über die strahlenden Gesichter alter Damen, die auf die beiden gucken und mit entzücktem Blick sagen: »Was für süße Kinder. Sind das Zwillinge?«

Und wir können lächeln und antworten, sind stolz auf unsere Kinder und denken einen Moment nicht an die Sorgen. Wir sind auf unserer Ruheinsel, machen kurz Ferien vom Alltag, ein ganz besonderes Geschenk und ein ganz kleiner Hauch von dem Leben, das wir vorher hatten. Wir laufen am Wasser entlang, schauen den Booten zu oder laufen zur benachbarten Eisdiele. In Momenten wie diesen sind auch zwei Kugeln Schoko- und Stracciatella-Eis etwas ganz Besonderes. Und können ganz viel Stress und Sorgen vergessen machen.

Traurige Diagnose

Irgendetwas stimmt nicht. Das bekannte flaue Gefühl ist schon seit gestern Abend wieder da. Dabei ist das doch nur ein Routinetermin.

Oder doch nicht? Wir sind wieder in der Uniklinik, die Blutwerte unseres Sohnes sollen wieder geprüft werden. Eigentlich ja Routine, so hatte es uns die Ärztin vor drei Wochen gesagt. Und nun sitzen wir wieder hier. Doch irgendwas in meinem Magen sagt mir, dass es kein Routinetermin sein wird. Ich versuche, das Gefühl irgendwie zu unterdrücken. Mir einzureden, dass es überflüssige Sorgen sind. Die Folge von zu viel Stress und zu vielen Hiobsbotschaften in den letzten Wochen. Doch das nagende Gefühl bleibt.

Wir sitzen dort, diesmal stundenlang. Die übliche Routine: Im Labor pickst eine Mitarbeiterin unserem Sohn in den Finger und streicht das Blut mit einem kleinen Gasplättchen kunstvoll ab. Und dann heißt es warten. Irgendwann werden wir ins Untersuchungszimmer gebeten. Wir sehen den Blick der Ärztin und wissen sofort, was dieses mitfühlend-ernste Gesicht bedeutet. Die Blutwerte unseres Sohnes sind wieder im Keller. Die schlechten Werte bei der Kinderärztin waren eben kein Ausrutscher.

»Es gibt zwei Möglichkeiten«, sagt die Ärztin. Eine gute und eine schlechte. Die schlechte: Er hat eine chronische Neutropenie und müsste lebenslang mit der Immunschwäche leben. Jede Krankheit wäre potenziell lebensgefährlich. »Viele Menschen lernen, damit zu leben«, versucht die Ärztin, zu beruhigen. Vor meinem inneren Auge versuche ich, mir das vorzustellen. Keine unbekümmerten Rucksackreisen durch die Welt, keine Zeltlager an abgelegenen Orten. »Er kann natürlich in die Kita gehen, das tun viele Kinder«, höre ich sie durch den Nebel sagen.

Die bessere Variante wäre eine transiente Neutropenie. Sein Immunsystem würde sich dann irgendwann von selber stabilisieren. Darauf hoffen wir, nur leider werden wir es nicht allzu schnell wissen. Bei so kleinen Kindern gibt es keine zuverlässige Diagnostik. Erstmal sollen wir alle vier Wochen zur Blutabnahme kommen, damit die Ärzte den weiteren Verlauf überprüfen können. »Wenn er Fieber bekommt, müssen sie ihn sofort einem Arzt vorstellen«, schärft sie uns zum Abschied noch ein. Auch nachts sollen wir ihn möglichst schnell in eine Notaufnahme bringen. Es führt nicht dazu, dass wir uns weniger Sorgen machen. Und wir müssen sofort an unsere letzte Erfahrung denken: das stundenlange Warten bis in die frühen Morgenstunden, die genervten Ärzte, die unausgesprochene Kritik, das wir ihnen umsonst Arbeit machen.

»Ich hatte gedacht, dass es endlich mal vorbei ist«, sagt meine Frau später am Tag zu mir. Ich weiß, was sie meint. Es fühlt sich an, als ob wir eine Bergwanderung machen. Immer wieder glauben wir, dass das Ziel hinter der nächsten Kurve liegt. Und wenn wir angekommen sind, sehen wir, dass der Weg stattdessen durch ein neues Tal und dann auf einen neuen Gipfel führt und irgendwann am Horizont verschwindet. Ohne dass wir das Ende sehen könnten. Wir schauen immer nur unseren Sohn an, dieses zarte kleine Wesen, und wünschen uns so sehr, dass sein kleiner Körper auch diesen Kampf bestehen wird.

An der Grenze

Es ist absurd. Ich stehe am Regal im Supermarkt, die Lebensmittel direkt vor Augen. Es ist kein Zufall, dass ich hier stehe. In meiner Hand halte ich einen Einkaufszettel, und ich habe diesen Gang ganz bewusst angesteuert. Doch als ich vor dem Regal stehe, ist mein Kopf plötzlich leer. Plötzlich weiß ich nicht mehr, was ich kaufen will. Stattdessen scheint das Regal vor meinen Augen zu verschwimmen. Der Einkaufszettel könnte helfen, aber ich kann nicht darauf schauen. Von einem Moment auf den anderen will ich einfach nur aus dem Supermarkt rennen und losheulen. Die ganze Verantwortung abstreifen, mich fallenlassen, alles rauslassen. Nicht mehr in dem Hamsterrad strampeln, alles immer nur in Hektik erledigen müssen.

Zum Glück ist es eine Sekunde später vorbei. Meine innere Stimme sagt: einfach mal ruhig durchatmen. Der Kopf macht mir klar, dass ich einfach durch bin. Und das es auch völlig in Ordnung ist, fertig zu sein. Als Vater habe ich das Gefühl, die Dinge zusammenhalten zu müssen. Für meine Familie da zu sein und alle Probleme so gut wie möglich irgendwie zu lösen. Und zugleich spüre ich, dass es genauso in Ordnung ist, manchmal am Ende der Kräfte angekommen zu sein und das Gefühl einfach zuzulassen. Sich nicht dafür zu bestrafen oder zu schämen oder zu glauben, keine Schwäche zeigen zu dürfen.

Trotzdem bleibt dabei auch immer ein nagendes Gefühl in meinem Inneren. Als Vater möchte ich in dieser Krise für meine kleine Familie der Fels in der Brandung sein. Stattdessen frage ich mich, was meine Kinder spüren, wenn ich sie in den Arm nehme: Die Ruhe, Geborgenheit und Sicherheit, die sie bisher durch ihren abrupten Start ins Leben so wenig bekommen haben und die wir ihnen so gerne geben möchten? Oder merken sie unsere Angst und Unsicherheit, die dann ihre noch vergrößert?

Zugleich habe ich manchmal aber auch das Gefühl, dass durch diese schwierigen Momente und Prozesse etwas wächst. Eine Verbindung zwischen uns und den Kindern. Ein warmes, beruhigendes Gefühl, für sie da sein und sie durch diese harte Phase geleiten zu können. Etwas ganz anderes als das nagende Gefühl des Versagens im Krankenhaus.

Nach solchen Momenten schlafe ich ruhig ein. Nicht Sorgen und Fragen stehen im Vordergrund, sondern Stolz und Dankbarkeit, den Tag gemeistert zu haben. Das schöne Gefühl, dazu beigetragen zu haben, dass es meiner ganzen Familie unter diesen Umständen so gut wie möglich geht. Dann schaue ich mit Zuversicht auf den nächsten Tag und das, was er an Arbeit mitbringen wird. Und irgendwo, ganz tief in mir, spüre ich ein tiefes, beruhigendes Wissen, dass diese Extremsituation irgendwann zu Ende sein wird.

Die Beziehung verändert sich

Und doch ist es immer ein schmaler emotionaler Grad, auf dem wir unterwegs sind. Noch immer ist es ein ständiges Rennen gegen die Uhr, ein ewiger Kampf mit den vielen Arztterminen. Dazu kochen, einkaufen, spülen, waschen. Die Zeit hinterlässt Spuren – bei uns und in unserer Beziehung.

»Du kaufst immer die gleichen Sachen«, faucht meine Frau irgendwann wütend. Nichts passt ihr! Der Käse ist falsch, die Kekse hat sie über, das ewige Tiefkühlzeug zum Mittag kann sie nicht mehr sehen. In meinem Innern ballt sich eine riesige schmerzende Kugel aus Wut und Enttäuschung zusammen, die sich mächtig und unaufhaltsam den Weg nach oben bahnt. Was soll ich denn sonst mitbringen, wenn mir einmal pro Woche eine gute Stunde bleibt, in der die Kinder mal nicht weinen, nicht gewickelt, gefüttert, auf dem Arm getragen oder zum Arzt gebracht werden müssen, in der ich dann zum Supermarkt renne und schnell alles zusammensuche, was wir für die nächsten sieben Tage brauchen? Gerne würde ich auch mal etwas anderes mitbringen, aber wie, wenn die Zeit für einen zweiten Supermarkt nicht reicht? Der Frust und die Traurigkeit schießen in meinen Kopf, ich hänge irgendwo zwischen Weinen und Schreien und fauche zurück.

So viel wie in dieser Zeit haben wir uns selten in unserer Beziehung gestritten. Es sind kurze Auseinandersetzungen, schnell nehmen wir uns wieder in den Arm und entschuldigen uns beieinander. Und dann sehe ich wieder meine Frau in meinen Armen, die genauso am Ende ist wie ich, die sich jeden Tag für unsere Kinder aufzehrt und die genauso wenig Kraft übrig hat. Dann verfliegt die Wut schnell und wir spüren wieder, dass wir das gemeinsam schaffen werden.

Der kleine Unterschied

Die tiefe Erschöpfung ist meiner Frau in diesen ersten Monaten anzusehen. Die dicken Ringe um ihre Augen, der müde Blick, die Blässe in ihrem Gesicht. Ich sehe es in den schwerfälligen Bewegungen, den vielen Seufzern, dem Ton in ihrer Stimme. Da ist am Ende mancher Tage ein ganz anderer Mensch als der, den ich vorher kannte. Dabei ist meine Frau normalerweise ein Mensch, der vor Energie zu platzen scheint, der immer noch eine Idee, einen Plan und ein Projekt anfangen will oder zumindest im Kopf hat. Oft spüre ich eine tiefe Hilflosigkeit, den Wunsch, ihr einen Teil der Belastung abzunehmen oder irgendwie Energie geben zu können. Manchmal habe ich das Gefühl, sie alleine zu lassen und in einem gewissen Sinne tue ich das an manchen Arbeitstagen sogar.

Zwei Monate nach unserer Entlassung aus dem Krankenhaus endet auch meine Elternzeit. Drei Tage pro Woche muss ich arbeiten, inklusive Arbeitsweg bin ich fast zehn Stunden weg. Zehn Stunden, die meine Frau meist alleine meistern muss.

Es gibt viele Tage, an denen sie nicht mal zum Duschen kommt oder keine Zeit hat, sich ein Mittagessen zu kochen. Ihre SMS enthalten dann Sätze wie: »Wann kommst Du?«, »Wie lange dauert es noch?«, und ich kann sofort erahnen, wie groß ihre Not wieder sein muss und kann nichts tun. Auch wenn mir nach nichts so wenig zumute ist, wie meiner Arbeit nachzugehen. Manchmal, wenn ich mit meinen Kollegen beim Mittagessen sitze, eine halbe Stunde Entspannung in den vollen Tagen, wenn die Entspannung durch meinen Körper strömt, fühle ich ein kleines Schuldgefühl, dass ich diese kleinen Oasen der Ruhe habe und sie nicht.

Dazu kommt eine zweite bittere Erkenntnis: Bei allem Wunsch, Partner auf Augenhöhe zu sein, die Belastung mit ihr gleichmäßig aufzuteilen, stoßen wir an Grenzen. Denn es ist immer die Frau, die in den ersten Monaten die Hauptlast trägt. Meine Frau hat die Kraft und Energie aufbringen müssen, zwei Kinder in ihrem Bauch zu tragen. Sie musste den Kaiserschnitt aushalten und gleich danach zwei Kinder versorgen, ohne Zeit zur Erholung. Sie muss die Energie dafür aufbringen, während sich ihr Körper erst mal wieder darauf einstellen muss, keine Kinder mehr in sich zu haben. Sie muss die Milch produzieren, die unsere Kinder trinken. Sie muss 24 Stunden aktiv sein, schlaflose Nächte aushalten, selbst Grundbedürfnisse wie Essen unterdrücken, während zwei kleine Menschen mehrere Stunden am Tag auf dem riesigen Stillkissen liegen und nicht nur ihre Milch trinken, sondern auch die Nährstoffe aus ihrem Körper saugen, die sie eigentlich selber dringend bräuchte.

Alles Dinge, die ich ihr nicht abnehmen und nicht übernehmen kann. Immer wieder merke ich diese körperlichen Unterschiede, die verhindern, dass wir die Belastungen wirklich direkt verteilen können. Die mich immer wieder, trotz allem, was ich beisteuern will, zum Zuschauen verdammen.

Beim Anblick des winzigen Wesens auf dem Bildschirm fließen die Tränen: Das da könnte unser Kind sein, das viel zu früh geboren wird, das die Ärzte an sich nehmen und wegtragen. Schnelles Abhorchen, die Sauerstoffmaske über dem Mund, die Magensonde, die medizinischen Geräte im abgedunkelten Zimmer: Es ist nicht, wie bei anderen Dokus, einfach eine andere, ferne Welt, in die wir da blicken. Plötzlich sehen wir vor unserem inneren Auge wieder die Geburt unserer Kinder, läuft der ganze Film noch einmal ab.

Die Augen meiner Frau werden feucht. »Die Bilder sind so krass«, sagt sie mit dünner Stimme. »Ich will nie, nie wieder auf so eine Station.« Auch da kommt die Angst zurück, aber nun bei mir. Immer wieder sehe ich, wie sehr die Frühgeburt meine Frau mitgenommen hat. Ich spüre es, als unsere Kinder zum ersten Mal richtig krank werden – Bronchitis, eigentlich normal bei Babys, und meine Frau sich sofort riesige Sorgen macht. Denn Frühchen haben ein höheres Risiko für eine chronische Bronchitis. Und zugleich merke ich, dass ich ihr die Ängste nicht nehmen kann. Ich habe das Gefühl, nicht zu ihr durchzudringen. Und zugleich spült das auch meine Ängste wieder hoch, welche Spätfolgen die Frühgeburt für unsere Kinder haben könnte.

Ein Gefühl von Normalität

Und doch, still und leise und ohne dass wir es richtig merken, setzen sich die Dinge langsam. Wir bekommen einen Rhythmus, wir werden sicherer, auch inmitten des Chaos. Janika, unsere Familienbegleiterin, merkt es fast ein bisschen eher als wir. Gut vier Monate nach ihrem ersten Besuch hätten sich die Dinge angefangen, zu verändern, erzählt sie später: »Bei euch hat sich ein Ablauf eingestellt: sowohl ein allgemeiner Tagesablauf als auch ein Ablauf für Ernährung und ein Schlafrhythmus. Da habt ihr allmählich angefangen, durchzuatmen. Vorher war das fast ein bisschen so was wie ein Spießroutenlauf nach dem Motto: ›Was kommt als nächstes?‹«, sagt sie.

Auch ich spüre nach einiger Zeit, dass sich die Dinge verändern. Es gibt immer noch extreme Tage, an denen wir nicht schlafen, kaum essen, nicht zur Ruhe kommen. Weil die Kinder schlecht drauf sind, weinen, schreien, sich nicht beruhigen lassen. Eines Tages komme ich von der Arbeit und Katrin steht immer noch ungewaschen vor mir und hat auch am Abend noch keine warme Mahlzeit essen können, weil die Kinder ihr keine ruhige Minute gelassen haben. Aber es fühlt sich immer mehr wie der ganz normale Wahnsinn mit kleinen Kindern an.

Eines Tages sitzen wir dann im Wohnzimmer und stoßen mit Sekt an, weil unsere Kinder gleich zwei Meilensteine erreicht haben. Es ist ihr eigentlicher Geburtstermin – und sie wiegen endlich mehr als 2.000 Gramm.

Wir sehen in unseren Kindern immer mehr ganz normale Babys und keine Frühchen. Auch weil sie sich optisch immer mehr verändern, größer, schwerer, lebendiger werden. Auch unsere Kinder, die wir so winzig und hilflos im Inkubator gesehen haben, gehen in den Bärenstand, robben, krabbeln und laufen schließlich durch die Wohnung. Finden es lustig, Sachen zu greifen, zu halten und zu kichern. Irgendwann, was wir uns im Krankenhaus kaum vorstellen konnten, liegen wir gemeinsam auf einer bunten Picknickdecke im Gras und genießen die Sommersonne. Irgendwann werden wir plötzlich eine ganz normale Familie. Und bei unserem Start ist »normal« etwas Außergewöhnliches.

Epilog: Zwei Jahre später

Wir sind wieder da. Dort, wo alles begann. In unserem zweiten Krankenhaus. Über zwei Jahre ist es her, dass unsere Mäuse hier auf der Station lagen. Und diesmal stört nichts: weder die abgewetzten Fußböden, noch die lieblos dekorierten Wände oder die düsteren Flure. Wir sind zum Bayley-Test eingeladen, mit dem die Entwicklungsfortschritte bei Frühchen und anderen Risikokindern gemessen werden. Für unsere Mäuse ist gewissermaßen Zeugnistag. Wir sind schon zum dritten Mal hier und heute ist der letzte Termin. Eigentlich sollte der Test schon zum zweiten Geburtstag stattfinden, durch die Corona-Pandemie hat sich alles verspätet. Doch nun ist alles anders. Da liegen keine zwei hilflosen kleinen Wesen im Kinderwagen. Die Mäuse sitzen im Fahrradanhänger, plaudern fröhlich vor sich hin und schauen neugierig die anderen wartenden Eltern mit ihren Babys an. »Bilderbuch lesen«, verkündet unsere Tochter mit energischer Kleinkindautorität; doch im gleichen Moment bittet uns die Physiotherapeutin in den Behandlungsraum.

Unsere Kinder sitzen auf zwei kleinen Stühlen an einem kleinen Tisch; es könnte ihre Kita sein, wenn nicht die große Behandlungsliege danebenstünde. »Könnt ihr die hier hineinstecken?«, fragt die

Physiotherapeutin und schiebt unserer Tochter ein kleines Holzbrett hin, in das sie kleine Stäbe stecken soll. Die schaut sie leicht zweifelnd an und steckt blitzschnell die Stäbe in alle Öffnungen. »Toll hast Du das gemacht«, lobt die Therapeutin. Dann geht es weiter: Die beiden sollen einen Turm aus kleinen Bauklötzen bauen, Farben erkennen, Gegenstände benennen und mit Buntstiften malen. »Das geht hier aber richtig schnell«, sagt die Therapeutin anerkennend. Die Antworten sprudeln nur so blitzschnell aus beiden Mäusen heraus und fast jede ist richtig. Ich sitze auf einem Stuhl an der Wand und merke, wie der Stolz in mir immer größer wird. Irgendwann hat unser Sohn genug und tobt laut brüllend durch den Raum. »Gleich haben wir es schon geschafft«, meint die Therapeutin. Nach einer halben Stunde ist der Test schließlich vorbei. »Sie ist feinmotorisch noch etwas besser entwickelt, und er hat mehr so den Wagemut und probiert auch schon mal einfach etwas aus.« Aber am Wichtigsten ist das Ergebnis: keine Störungen!

»Das war dann der letzte Test bei uns«, sagt die Physiotherapeutin zum Abschied. Ein letztes Mal rumpeln wir im Fahrstuhl nach unten. Biegen dann nach links zum Ausgang ab, durch den wir etliche Male rein- und rausgegangen sind, als unsere Kinder noch hier in ihrem Wärmebettchen lagen. Instinktiv schaue ich kurz nach rechts, als wir aus dem Aufzug kommen: der Eingang zur neonatologischen Station, noch immer die gleiche Milchglastür mit den roten Buchstaben »Intensivstation« und dem Desinfektionsständer davor.

Und zum ersten Mal empfinde ich keine Beklemmung, kein Grummeln im Magen, keine Angst. Plötzlich fühlt sich alles ganz leicht an, plötzlich ist da nur noch ein tiefes Glücksgefühl und ganz viel Dankbarkeit. Ein Kapitel im Leben meiner Kinder ist gerade zu Ende gegangen. Und damit auch ein Kapitel in unseren Leben. Zumindest fühlt es sich so an. Unsere Kinder haben es geschafft.

Und wir auch.

Teil II:
Wie es besser klappt

Wichtiger Hinweis zu Beginn

Ein Disclaimer gleich am Anfang: Wie unsere Geschichte zeigt, ist eine Frühgeburt schwer. Für Eltern und für Kinder. Niemand steckt es einfach so weg. Wer als Vater in dieser Situation ist, bekommt viele gute Ratschläge. Von Ärzten oder Pflegepersonal im Krankenhaus, von Psychologen oder Sozialarbeitern, aus Büchern und im Netz. Und natürlich auch, nicht immer ganz gewollt, von Angehörigen oder Freunden.

Nur gibt es leider nicht *das eine* Patentrezept, wie Väter damit richtig umgehen könnten (für Mütter übrigens auch nicht). Auch die folgenden Kapitel wollen das nicht sein. Nicht jeder Tipp, egal wie wertvoll oder wie gut er gemeint ist, passt oder lässt sich gerade in der aktuellen Lebenssituation umsetzen.

Aber es gibt eine Menge Möglichkeiten, die schwierigen Situationen so anzugehen, dass sie für die Väter, aber auch für Mütter und Kind(er) etwas einfacher werden. Oder sie sie zumindest etwas besser zu verarbeiten. Dazu kann es schon helfen, besser zu verstehen, was man als Vater gerade durchmacht.

Wichtig ist, sich nicht schlecht zu fühlen, wenn sich ein Tipp mal nicht umsetzen lässt. Das ist völlig normal und kein Zeichen eigener Unfähigkeit. Wichtig ist nur, nicht aufzugeben und es immer wieder zu probieren. Und es ist auch wichtig, sich selber gegenüber großzügig zu sein: Es ist nicht nur okay, es ist völlig normal, ratlos, erschöpft und hilflos zu sein!

Die Situation ist und bleibt extrem, auch wenn sich das nach einer Binsenweisheit anhört. Auch mit aller Hilfe und allen guten Ratschlägen bleibt jeder Tag eine enorme Herausforderung und zehrt an den eigenen Kräften.

Wir Väter fühlen das in diesen Momenten nicht gerne. Stattdessen suchen wir nach Wegen, um die Situation zu kontrollieren. Denn wir wollen für die Freundin oder die Frau in diesen schweren

Zeiten stark zu sein – und für das neue Familienmitglied, das nun ein bisschen eher auf die Welt kommt als geplant. Niemand kann da einfach cool, gelassen und ruhig bleiben, das wäre eine völlig übermenschliche Leistung.

Der erste Schock

Wenn Ärzte oder Hebammen das Unerwartete aussprechen, ist der erste schwierige Moment plötzlich da: Das eigene Kind wird wahrscheinlich zu früh auf die Welt kommen. Kaum jemand ist darauf vorbereitet. Und kaum jemand rechnet damit.

Sebastian Behrens und seine Frau traf es bei der Feindiagnostik – fast zwei Monate vor dem eigentlichen Geburtstermin. Sebastian war ganz entspannt. Bis dahin hatten die Ärzte gesagt, dass mit dem Kind alles okay sei und lediglich häufige Kontrollen empfohlen. »Wir waren mit meiner Mutter verabredet und wollten hinterher ein Eis essen«, erzählt er. Doch es kam anders: »Der Arzt war nach fünf Minuten fertig und sagte: ›Ich werde jetzt im Krankenhaus anrufen, dass Sie gleich kommen und das Kind geholt werden muss‹«, sagt Sebastian. Da glaubte er noch, dass sich im Krankenhaus alles als halb so wild herausstellen würde.

Stattdessen die niederschmetternde Diagnose: Sebastians Frau litt unter einer Plazenta-Insuffizienz – ihr Sohn wurde nicht ausreichend mit Nahrung versorgt. »Da ist für uns eine Welt zusammengebrochen«, sagt er. Noch heute kann er die schlaflose Nacht im Kreissaal mit seiner Frau und den Kaiserschnitt am nächsten Morgen in jedem Detail schildern. »Es ist einfach wie im Film. Du agierst nur noch, Du machst einfach nur noch irgendwas«, erzählt er mir.

Viele Frühchenväter (und -mütter) erleben einen ähnlichen Schock und landen plötzlich im Krankenhaus. Doch nicht in jedem Fall geht es so schnell wie bei Sebastian und seiner Frau. Manche müssen Tage oder Wochen warten, bis das Kind zur Welt kommt. Ein zermürbender Schwebezustand, durch den sie schon vor der Geburt an ihre Grenzen gebracht werden.

Auf Vätern und Müttern lastet enormer Druck, aber er ist für beide unterschiedlich. Und diese Situation stellt auch das bisherige Beziehungsmodell auf den Kopf und katapultiert beide in ganz unterschiedliche Rollen. Die Frau ist im Krankenhaus, muss mit der neuen Situation emotional und körperlich fertig werden, das medizinische Prozedere über sich ergehen lassen, die Anweisungen der Ärzte umsetzen und versuchen, bei all dem noch irgendwie ruhig zu bleiben.

Die Väter haben die Verantwortung für alles andere. Und das ist eine ganze Menge: Vielleicht gibt es ältere Kinder, die sie jetzt alleine betreuen müssen. Den Haushalt muss auch jemand schmeißen und in der Regel müssen die Väter weiter arbeiten gehen. Die Sorge um Partnerin und Kind und der Wunsch, möglichst viel bei den beiden im Krankenhaus zu sein, kommen noch obendrauf.

»Wir hatten ganz unterschiedlichen Rollen: Ich habe mir bewusst gesagt, ich muss für unsere Kinder ruhig und gelassen bleiben und Du warst die ganze Zeit hin- und hergerissen zwischen dem, was noch organisiert werden musste, und gleichzeitig kam Dein Wunsch immer wieder durch, bei mir sein zu wollen und für mich zu sorgen«, sagt meine Frau rückblickend über die ersten Tage, nachdem ihre Fruchtblase geplatzt war. Diese Zerrissenheit begleitet viele Frühchenväter von da an noch sehr lange.

Aber schon die ersten Stunden und Tage, nachdem die Frau ins Krankenhaus gekommen ist, sind für die Väter gefährlich. Christine Lorenz-Wiegand kennt viele solcher Fälle. Sie arbeitet als psychosoziale Begleiterin für Frühcheneltern in der Kinderklinik *Auf der Bult* in Hannover. Vor allem in den ersten 72 Stunden einer Krise seien Körper und Geist besonders gefordert, erzählt sie. Gerade vielen Vätern sei das nicht bewusst. »Der Mensch neigt dazu, diese Dinge erst mal zur Seite zu schieben und weiter zu funktionieren. Das ist auch eine gute Schutzfunktion«, sagt sie.

Aber auch eine mit einem sehr großen Risiko. »Gerade Väter können in den ersten 72 Stunden zu Übersprungsreaktionen neigen«, sagt Lorenz-Wiegand. Zum Beispiel: »Doch noch selber mit dem Auto 70 Kilometer nach Hause zu fahren und Sachen zu holen, obwohl man ziemlich übermüdet ist. Weiter arbeiten zu gehen, obwohl man keinen klaren Gedanken fassen kann«, mahnt sie.

Und viele Väter achten auch nicht auf ihre Grundbedürfnisse! Im akuten Stress denkt kaum jemand daran, zu essen, zu trinken oder ausreichend zu schlafen. Das kann dazu führen, dass sich der eigene Zustand noch weiter verschlimmert. Daher ist es wichtig, als Vater bei allem Stress auch immer auf sich selbst achtzugeben. Zum Beispiel beim wichtigen Thema Essen und Trinken.

Vor einem stressigen Reportereinsatz in Afrika, der tagelange Dauerarbeit mit kurzen Nächten und wenigen Pausen bedeutete, gab mir mein Chef einen Leitsatz mit: »Ab jetzt gilt: Essen und Schlafen wann immer es geht.« Was auf den ersten Blick simpel klingt, ist in Wirklichkeit eine ganz wichtige Regel – nicht nur für Journalisten! Mir hat diese Grundregel auch vor und nach der Frühgeburt meiner Kinder sehr geholfen. Es bedeutet nichts weiter als: Jede Chance auf Ruhe und Nahrung nutzen, weil man nie weiß, wann die nächste Gelegenheit kommt. Und nicht bis zu den gewohnten Essens- oder Schlafenszeiten warten.

Für mich bedeutete das zum Beispiel, dass ich in dieser Zeit jeden Tag besonders viel gefrühstückt habe, auch wenn mein Hunger gar nicht so groß war. Das war eine ganz wichtige Grundlage, um über den Tag zu kommen, weil ich nie genau wusste, ob und wann ich Zeit für das Mittagessen haben würde. Mit dem Schlafen ist es genauso: Ein kleiner Mittagsschlaf (notfalls im Krankenzimmer der Frau) kann schon helfen, um den Schlafmangel nach einer kurzen Nacht zumindest etwas auszugleichen. Auch wenn es vielleicht keine Stunde, sondern nur ein Power-Napping von 20 Minuten ist.

Christine Lorenz-Wiegand hat noch einen weiteren wichtigen Rat: Tun, was in dieser Situation guttut! Sich selber fragen: Was brauche ich jetzt? »Wenn jemand antwortet: Ich würde jetzt am liebsten joggen gehen, wenn ich nach Hause komme, dann ist das eine gute Entscheidung. Wenn jemand sagt: Ich werde jetzt meine Eltern anrufen, die sollen kommen, dann ist das eine gute Entscheidung«, sagt Lorenz-Wiegand.

Doch was, wenn die Wünsche von Vater und Mutter nicht zusammenpassen? Wenn die Mutter den Vater am Krankenhausbett haben möchte, wenn der eigentlich gerade joggen will? Gerade diese Extremsituationen fordern Paare ganz besonders. Und können im schlimmsten Fall zusätzlichen Streit heraufbeschwören, der beide noch mehr an ihre seelischen Grenzen führt.

Christine Lorenz-Wiegand rät: reden, reden, reden. Die Maxime dabei soll aus ihrer Sicht sein: »Ich brauche das jetzt und wenn ich wiederkomme, bin ich wieder für Dich da«. Also Lösungen finden, bei denen jeder Zeit für eigene Bedürfnisse bekommt, aber auch für den Anderen da ist. Das klingt schwierig, ist auch sicher nicht immer machbar, aber oft. Ein Beispiel aus ihrer eigenen Erfahrung: Der Vater wollte unbedingt joggen gehen. Die Mutter wollte ihn dagegen bei sich im Krankenzimmer haben. Die Lösung: Der Vater joggte zwanzig Mal bis zum fünften Stock des Krankenhauses hoch und wieder runter. Das entsprach seiner täglichen Strecke, aber er sparte so eine Menge Zeit und war bald wieder bei seiner Frau.

So gut klappt es natürlich nicht immer. Es gibt immer auch Momente, in denen Frühchenpapa und Frühchenmama nicht übereinkommen und es vielleicht sogar Streit gibt. Daher ist es wichtig, sich nicht schlecht zu fühlen, wenn man keine gemeinsame Lösung findet. Sondern es einfach beim nächsten Mal wieder zu probieren.

Manche Väter trauen sich auch nicht, Nein zu sagen. Obwohl sie dringend Zeit bräuchten, um wieder zu Kräften zu kommen, stellen sie den Wunsch zurück und sind für die Frühchenmama da. Oder sie fühlen sich schlecht, weil sie etwas für sich tun und nicht für die Partnerin da sind. Hier ist es wichtig, sich eine Sache klar zu machen: Der Weg ist noch ganz lang. Es wird noch viele Momente geben, in denen Mama oder Kind(er) den Papa dringend brauchen. Gerade daher ist es als Vater wichtig, mit den eigenen Kräften gut umzugehen und auch völlig okay, mal nein zu sagen und sich Zeit zu nehmen, um die eigenen Akkus wieder aufzuladen.

Wichtig ist auch von Anfang an, möglichst schnell Hilfe anzunehmen. Vieles, was in dieser Situation kaum lösbar erscheint, lässt sich am Ende doch lösen. Wenn es ganz schlimm kommt, dann kann schon eine Krankschreibung von Hausarzt wegen akuter psychischer Belastung helfen, um den Druck und die Zerrissenheit zwischen der Arbeit und der Sorge um die Mutter und das (noch ungeborene) Kind nicht mehr spüren zu müssen. Falls noch andere Kinder da sind, kann in vielen Fällen über die Krankenkasse eine Haushaltshilfe beantragt werden. Oder Freunde und Verwandte können vielleicht einspringen. Oder es tut einfach mal gut, entweder mit einem Fachmann oder einer Fachfrau über die eigenen Sorgen und Ängste zu sprechen.

Doch gerade das fällt den Vätern oft schwer!

»Das Verweigern psychologischer Hilfe während des Stationsaufenthalts ist etwas, das ich hier bei unseren Vätern oft erlebe. Das Wahrnehmen der psychologischen Beratung wird häufig mit einer psychischen Erkrankung gleichgesetzt, und das ist falsch«, erklärt der Neonatologe Michael Zeller.

Sebastian Behrens, der Vater von zwei ehemaligen Frühchen ist, findet das fatal. Aus seiner eigenen Erfahrung rät er allen Vätern, möglichst schon im Krankenhaus psychologische Angebote zu nutzen: »Es ist wichtig, direkt im Krankenhaus damit anzufangen, sich mit der Situation auseinanderzusetzen. Damit verliert man auch die Ängste.« Wie wichtig dieser Rat ist, hat er auf die harte Tour gelernt. Denn Sebastian setzte sich mit seinen Gefühlen weder im Krankenhaus noch danach auseinander.

Und seine Ängste wuchsen. »Erst nach zwei, drei Jahren hat meine Frau gesagt: ›Du musst mal jemand haben, mit dem Du Dich unterhalten kannst‹, weil ich unseren jetzt Großen immer am liebsten in Wattebäusche eingeschlossen und zuhause gelassen hätte. Soweit hätte es gar nicht kommen müssen, wenn ich mich viel früher mit der Thematik auseinandergesetzt hätte.«

Als Vater im Krankenhaus

Das Warten auf die Geburt kann zermürbend sein. Manchmal dauert es Tage, Wochen oder Monate. Gleichzeitig ist es wertvolle Zeit für die eigene Vorbereitung. Während einer Frühgeburt haben Ärzte und Pflegepersonal meist keine Zeit für Erklärungen. Gerade in diesem Schockmoment gibt es Sicherheit zu wissen, was die Mediziner tun und vor allem warum. Auch und gerade als Vater. Denn während der Geburt (und auch danach) haben Väter eine wichtige Funktion. Sie sind Kraftquelle für die Mutter und haben (z. B. nach einem Kaiserschnitt) vielleicht zuerst Kontakt mit dem eigenen Kind. Deshalb lohnt es sich, das Personal ganz offensiv zu bitten, in die Vorbereitung einbezogen zu werden. Außer es ergibt sich von selbst.

Ein gutes Krankenhaus wird alles tun, um künftige Frühcheneltern auf die Geburt und auf das vorzubereiten, was danach kommt. Zum Beispiel durch Gespräche mit den Neonatologen, die schon mal die Versorgung des Kindes in den ersten Tagen erklären. Oder auch durch einen Besuch auf der Neonatologie. Doch das kann im Dauerstress, gegen den das Personal vieler Kliniken ständig kämpfen muss, auch mal vergessen werden.

Manchmal kann es aber auch sein, dass die Väter sich nicht angesprochen fühlen. Manche Ärzte und Ärztinnen und Pflegerinnen und Pfleger sehen noch immer nur die Mutter als Hauptperson, während der Vater aus ihrer Sicht nur eine Nebenfigur ist. Und entsprechend reden sie auch in erster Linie nur mit der Mutter.

Viele Väter fühlen sich auch auf der Neonatologie fehl am Platz, wo die Kinder nach der Geburt betreut werden. »Sie betreten in der Regel ein Frauenuniversum. Das ist eine Welt, die ihnen in der Regel nicht vertraut ist und wo es durchaus Berührungsängste geben kann«, sagt Michael Zeller, Oberarzt der Kinderklinik *Dritter Orden Passau*.

Zumal die Väter – anders als die Mütter – nicht unbedingt in die Versorgung der Kinder einbezogen werden. Das hat auch der Frühchenvater Sebastian Behrens erlebt: »Als Mann hast Du auf der Neo nicht wirklich viel zu tun«, meint er über die Tage und Wochen nach der Geburt seines ersten Sohnes. »Ich wollte meine Frau ein bisschen unterstützen und habe beim Känguruhen geholfen und die Milchpumpe desinfiziert.«

Doch vor allem hatte Sebastian viel Zeit, sich auf der Station umzusehen. Und das half ihm nicht, sich besser zu fühlen. Einmal rannte eine Schwester ihn auf dem Stationsflur fast um und rief: »Lassen Sie mich durch, ich muss ein Leben retten.« »Einmal brannte eine Kerze auf dem Flur und ich wusste: Ein Kind hat es nicht geschafft. Diese Eindrücke haben mich total verunsichert, und ich dachte nur: Hoffentlich passiert das meinem Kind nicht«, erinnert sich Sebastian. Er konnte deutlich spüren, wie sich die Gefühlslage seiner Frau, die sich regelmäßig um das Kind kümmerte, und seine eigene zunehmend voneinander unterschieden: »Meinem Sohn ging es besser, meiner Frau ging es besser, nur mir ging es Tag für Tag schlechter.«

Trotzdem rät er allen Vätern: Bleibt im Krankenhaus, so viel wie es nur geht: »Wenn es das erste Kind ist, dann versucht dazubleiben. Nehmt eine kleine Auszeit, wenn das beruflich geht, oder lasst euch krankschreiben. Die Zeit für die Familie muss da sein. Im Nachhinein ist das fatal, wenn man weiter arbeiten geht, weil Du Dich als Mann von der Situation entfernst und dadurch auch vom Kind und gedanklich von Deiner Partnerin.«

In der klassischen Rollenverteilung – Mutter versorgt das Kind, Vater ist irgendwie dabei – finden sich viele Paare nach einer Geburt. Und das liegt auch an den Eltern und den Vätern. Viele Mütter sehen sich zunächst in der Verantwortung, da sie die Kinder in der Regel stillen. Zugleich sind viele Frühchenväter auch deutlich zurückhaltender, wenn es darum geht, sich um ihre Kinder zu kümmern. »Frühchenväter haben im Schnitt mehr Angst, ihre Kinder zu berühren. Sie haben Angst davor, mit ihren Männerhänden das Kind zu verletzten«, sagt Oberarzt Michael Zeller.

Zumindest auf seiner Station bekommen die Väter aber Hilfestellung – die Mitarbeitenden helfen beim ersten Kontakt. Ein ganz besonderer Moment für alle: »Ganz häufig ist es so, dass ich die Hand des Vaters führe und da eine zitternde Hand an eine kleine Frühchenhand heranbringe. Das Kind greift dann zu, das sind faszinierende Augenblicke«, sagt Zeller.

In der Tat kostet es etwas Überwindung, das Kind zum ersten Mal anzufassen. Ich erinnere mich an eine Situation, in der ich unserer Tochter im Krankenhaus einen frischen Body anziehen sollte und dabei ganz leicht ihren Arm verdrehte. Meine Tochter wimmerte. »Ich glaube, ich habe ihr den Arm gebrochen«, sagte ich völlig geschockt zur Schwester. Die fiel vor Lachen fast um. »Du hattest mehr Berührungsängste als ich«, sagt auch meine Frau rückblickend über unsere ersten Wochen mit den Kindern. »Du hast Dir große Sorgen gemacht, ob Du das richtig oder falsch machst. Ich bin ein bisschen forscher da rangegangen und habe mir gesagt: ›Ich probiere das einfach mal aus.‹«

Das ist genau die richtige Einstellung. Denn es gibt keinen Grund, Angst zu haben. Wer sich vom Personal anleiten lässt und sich an die Tipps hält, der kann dem eigenen Kind nicht weh tun. Dafür ist das Gefühl der Liebe und Zuneigung unbeschreiblich, die mit jeder Berührung wächst. Daher rät die Elternberaterin Christine Lorenz-Wiegand ängstlichen Vätern mit kleinen Berührungen zu beginnen: »Ich glaube, es geht am Anfang nicht um große Versorgungsrunden, es geht um die kleinen, feinen Momente, wo ganz viel Liebe aufgebaut wird. Und sei es nur, das Kind zu halten, während im Inkubator das Betttuch gewechselt wird.«

Doch schon so ein kurzer Kontakt zum Kind hilft dabei, dass die Angst verschwindet. Und aus den kurzen Momenten können dann längere werden, sodass die Väter die Kinder dann immer mehr selbst versorgen. Das geht aber nur in Absprache mit der Mutter. Wichtig dabei ist, dass keine weiteren Konflikte entstehen, die Vater und Mutter Kraft rauben. Oberarzt Michael Zeller empfiehlt den Eltern daher, genaue Vereinbarungen zu treffen – und die notfalls auch gemeinsam durchzusetzen. Zum Beispiel gegenüber Schwestern oder Pflegern, die nicht immer beide Eltern anlernen wollen.

Wenn sich der Vater im Rahmen seiner Möglichkeiten ums Kind kümmert, dann hilft das der ganzen Familie. Die Mutter wird zumindest zeitweilig entlastet. Für sie sind das wertvolle Momente, um die Frühgeburt zu verarbeiten und neue Kraft zu sammeln. Etwas Zeit, mit den Eltern oder der besten Freundin zu telefonieren, Tagebuch zu schreiben, zu lesen oder einfach in Stille spazieren zu gehen. Auch wenn sich manche Mütter dies vielleicht nicht zugestehen: Die Mutter hat ein Recht auf Entlastung und braucht sie nach so einer Erfahrung dringend!

Auch die Väter gewinnen etwas. Das Gefühl des Kontrollverlustes durch die Frühgeburt nimmt ab. Stück für Stück in die Vaterrolle hineinzuwachsen, das Kind versorgen zu können, bringt viel Selbstvertrauen zurück. Und es hat auch noch einen ganz praktischen Aspekt: Nach der Entlassung aus dem Krankenhaus ist der Vater fast zwangsläufig gefordert. Daher ist die Möglichkeit unbezahlbar, im Krankenhaus mit dem eigenen Kind zu üben, wenn das Personal bei Bedarf noch da ist.

Für die Kinder ist es ebenfalls wichtig, dass sie nicht nur von Mama versorgt werden. Auch wenn sie das mit ganz viel Liebe und Fürsorge tut. »Kinder brauchen ihre Väter. Dieses frühe Bindungsverhalten, das wir innerhalb der ersten Tage und Wochen aufbauen, prägt uns fürs ganze Leben«, sagt Oberarzt Michael Zeller.

Noch eine Sache ist ganz wichtig, um sich als Vater in den ersten Wochen nicht überflüssig zu fühlen. Frühchenväter helfen der Familie auch dann, wenn sie sich nicht direkt um ihr Kind kümmern. Natürlich fühlt es sich nicht gerade toll an, aber jemand muss den ganzen Papierkram erledigen, Kindergeldanträge ausfüllen oder Elternzeit beantragen. Und die eigene Frau hat dafür in dieser Situation keine Kapazitäten. »Es war gut, dass Du das übernommen hast, so konnte ich mich um meine Wehwehchen kümmern und mich an das Abpumpen gewöhnen. Da war es gut zu wissen, dass ich mich nicht zusätzlich zu meiner neuen Rolle als Versorgerin und Muttermilchspenderin, in die ich ja auch erst mal hineinkommen musste, noch um den anderen Kram kümmern musste«, bringt es meine Frau rückblickend auf den Punkt. In der akuten Situation, wenn die Frauen noch unter den Folgen der Geburt leiden, mag sich das mitunter anders anhören. Daher ist es wichtig, sich als Vater gelegentlich selbst daran zu erinnern, welche wichtige Rolle man gerade spielt.

Auch als Helfer im Krankenhaus werden die Väter gebraucht. Selbst auf der bestorganisiertesten Neo läuft nicht immer alles rund, kann die Kommunikation mit Ärzten und Schwestern schwierig sein. Hier kann der Vater viel helfen und zum Beispiel die Ärzte mit Fragen zur Gesundheit des Babys nerven oder bei Konflikten ein ruhiges Gespräch mit dem Personal führen.

Zum Beispiel, wenn es so läuft wie bei meiner Frau: Schon wenige Tage nach ihrem Kaiserschnitt sollte sie trotz höllischer Schmerzen von der gynäkologischen Station zur Neonatologie laufen. So wollten es die Schwestern. »Da hast Du gesagt: ›Den Rollstuhl brauchen wir noch‹, und ich hatte das Gefühl, dass jemand für mich Partei ergreift, wo ich mich gerade körperlich noch sehr schwach gefühlt habe und emotional gar nicht in der Lage war«, sagt meine Frau heute.

Wichtig ist aber auch, als Vater nicht in das andere Extrem zu verfallen. »Zum Abschied sagte mir der Arzt: ›Passen Sie gut auf Ihre Familie auf.‹ Da wurden die Gewichte auf meinen Schulten schwerer. Ich dachte, ich bin der Vater und muss nun aufpassen«, erzählt der Frühchenvater Sebastian. Viele Väter, auch die reifgeborener Kinder, wollen nach der Geburt eine Beschützerrolle einnehmen und alles tun, damit es Mutter und Kind gut geht.

Das ist auch völlig okay. Wichtig ist aber, sich klar zu machen, dass man als Vater nicht alles alleine schaffen kann – weder psychisch noch physisch. Man schleppt auch seine Sorgen und Ängste um das Kind und die Frau mit sich herum, ist am Ende der Kräfte, weiß nicht weiter. Deshalb ist es für die eigene Gesundheit auch nicht gut, sich unter Druck zu setzen, alle Probleme lösen zu müssen. Und vor allem sollte sich niemand zwingen, funktionieren zu müssen, wenn es wirklich nicht mehr geht. Das kann schnell zum Zusammenbruch oder zu noch mehr Konflikten in der Partnerschaft führen!

Dagegen können einige Wahrheiten helfen, die sich viele Väter in einer solchen Extremsituation aber nur schwer eingestehen können. Nämlich dass die eigenen Kräfte und Ressourcen auch begrenzt sind. Und es hilft, den eigenen Ängsten und Sorgen Raum zu geben und mit der Partnerin, dem besten Freund, den Eltern oder auch Profis wie Psychotherapeuten oder Familienbegleitern zu sprechen. Oder die eigenen Gefühle und Gedanken aufzuschreiben, wenn gerade niemand da ist. Oder im Netz nach Gruppen für Frühchenväter zu schauen und die eigenen Erfahrungen dort mit Anderen zu teilen, was auch zu Uhrzeiten möglich ist, wenn die eigenen Freunde schlafen.

Mit Ärzten und Schwestern richtig reden

Doch was, wenn das Team auf der Neo nicht mitzieht? Manche Eltern erleben das Gleiche wie wir: Gehetzte Schwestern und Pfleger, die keine Zeit haben, unsicheren Vätern den Umgang mit dem kleinen Winzling im Inkubator zu zeigen. Die gut damit leben können, wenn sich nur die Mutter ums Kind kümmert. Oder die einfach nicht verstehen, warum der Vater auch eine Rolle spielen muss. Manche Eltern bekommen sogar nicht einmal regelmäßige Infos, wie es ihrem Kind geht.

Väter (und Eltern) sollten den Ärger darüber nicht herunterschlucken, sondern die eigenen Wünsche und Bedürfnisse gegenüber dem Personal immer wieder so ruhig wie möglich ansprechen. Was sich aber längst nicht alle trauen. »Ich erlebe bei Eltern ganz häufig dieses ›Oh Gott, wir wollen nicht stören‹«, erzählt Arzt Michael Zeller. Sein Rat an die Eltern: »Seien sie präsent. Seien sie anwesend. Probieren sie nach Möglichkeit nicht, sich als fünftes Rad am Wagen zu fühlen. Fragen. Fragen. Fragen.«

Denn die Eltern (und damit auch die Väter) sind und bleiben die wichtigsten Bezugspersonen für ihr Kind, auch wenn das medizinische Personal mehr Fachwissen hat. Es gibt keinen Grund, sich klein zu fühlen und Konflikte herunterzuschlucken.

Deshalb sollten alle Eltern ihre Wünsche auch bestimmt vor dem Personal vertreten. Gerade wenn es um die Beteiligung des Vaters geht. »Zum Beispiel kann man fürs Wochenende ausmachen: Heute ist Papatag, heute *müsst* ihr (die Schwestern und Pfleger) das Kind mit dem ungeschickten Papa versorgen. Auch beim Känguruhen kann man ausmachen, wer heute dran ist, und das dann auch einfordern«, sagt Zeller.

Wenn die Kommunikation mit dem Personal nicht so gut läuft, werden Väter eher mal laut (Mütter leiden meist still). Leider führt das nicht dazu, als Vater besser verstanden zu werden. Meist sind die Schwestern (Pfleger gibt es auf der Neo selten) dann noch weniger bereit, den Elternwünschen entgegenzukommen. Daher sollte man sich als Vater über etwas klar werden, um möglichst gar nicht erst auszurasten: Das Personal ignoriert Wünsche oder Bedürfnisse der Eltern nicht bewusst. Viele Mitarbeitende auf der Neo, egal ob Ärzte oder Schwestern, wissen oft gar nicht, was die Eltern durchmachen.

Was für die Eltern eine existenzielle Lebenssituation ist, gehört für das medizinische Personal zum Alltag. Sie versorgen Hunderte bis Tausende Frühchen pro Jahr und wissen – oft anders als die Eltern, die um das Leben ihres Kindes bangen –, dass die meisten Kinder ihre Frühgeburt gut überstehen. Neonatologe Michael Zeller nennt ein Beispiel: »Was bedeutet es, wenn die Kinder plötzlich Atempausen haben? Das ist eine Kleinigkeit für uns, aber wenn die Eltern hören: ›Ihr Kind atmet gerade nicht, wir müssen etwas tun‹, dann bereitet das ihnen sehr viel Stress.« Sich diesen völlig anderen Blick klarzumachen, kann schon manche Aggression dämpfen.

Eine andere Strategie, um das Gefühl der Unterlegenheit gegenüber den Profis loszuwerden: Möglichst schnell die wichtigsten Fachbegriffe rund ums Thema Frühgeburt lernen. Auch und gerade als Vater sich das Wissen aneignen und nicht der Mutter überlassen. Wenn Ärzte und Schwestern am Inkubator stehen und nur Fachchinesisch reden, wächst bei den Eltern das Gefühl der Unterlegenheit. Wenn die aber eine Idee haben, worum es gerade geht, wächst das Gefühl, auf Augenhöhe zu sein. Und dann kann man umso einfacher ruhig und gelassen mit dem Personal reden.

Dabei hilft auch: fragen, fragen, fragen. Auch der Vater hat ein Recht darauf. Auch dann noch, wenn die Schwestern der Mutter schon alles erklärt haben. Die Aussage: »Lassen Sie sich das doch von Ihrer Frau erzählen«, gilt nicht. Damit wird der Vater zur Randfigur gemacht, die er nicht ist. Es ist völlig okay, nach dieser Antwort nicht klein beizugeben. Keine Sorge: Es gibt immer und überall die freundliche Ärztin oder den geduldigen Pfleger, der sich eine

Minute Zeit nimmt. Und auf vielen Stationen gibt es Broschüren oder WLAN, um im Netz zu recherchieren.

Genauso dürfen Eltern auch bei allen Fragen zum Gesundheitszustand des Kindes verfahren. Es ist kein Privileg, sondern ihr Recht zu wissen, wie es dem eigenen Kind geht. Und sehr wichtig für das eigene Wohlbefinden: »Eine Frühgeburt geht an das Existenzielle: Wird mein Kind überleben? Wird mein Kind später laufen können, sprechen, ganz normal in die Schule gehen können? Werde ich es mit einem behinderten Kind zu tun haben, das im Rollstuhl sitzen wird? Diese Sorgen, die vor dem Einschlafen kommen, auszusprechen ist ganz wichtig, um Druck herauszunehmen«, betont der Neonatologe Michael Zeller. Doch gerade damit tun sich, wie so oft, viele Väter schwer. Doch auch hier ist es wie in dem ganzen Prozess: *Auch die* Väter dürften Ängste um ihre Kinder haben und *diese Ängste offen aussprechen!* Egal, ob gegenüber dem Personal auf der Neo oder der eigenen Frau.

Schöne Momente schaffen

Schöne Momente mit dem eigenen Frühchen sind gerade in den ersten Wochen unbezahlbar. Sie sind eine ganz besondere Kraftquelle und schenken Hoffnung inmitten der ganzen Ängste und Sorgen. Schöne Momente inmitten von Inkubatoren, Kabeln und Monitoren in einem Krankenzimmer – das klingt unmöglich bis abstrus. Aber es geht. Es ist wie mit allem in dieser ersten Zeit – es klappt nicht immer und die Freude wird vielleicht durch eine schlechte Diagnose auch wieder zerstört. Aber der Versuch lohnt sich!

Gerade die Früchenpapas können hier einiges tun, um solche Momente zu schaffen und die Frühchenmama aus ihrer Routine zu reißen. Denn die vielen Gespräche mit Ärzten und Schwestern über Sauerstoffsättigung, Herzschlag oder Puls verleiten dazu, auch als Paar vor allem über medizinische Themen zu reden. Das ist natürlich wichtig. Vor allem dann, wenn der Vater nicht immer auf der Neo ist. Aber es ist ebenso wichtig, mal ganz bewusst zu versuchen, *das Kind nicht als Patient wahrzunehmen.*

Zum Beispiel können sich Frühcheneltern ein bisschen von den Eltern reifgeborener Kinder abgucken. Die schicken stolz Fotos ihrer Neugeborenen und platzen vor Anekdoten, wem aus der Familie die Kinder ähnlich sehen. Frühcheneltern tun sich damit angesichts der ganzen medizinischen Fragen schwer. Aber es lohnt sich, es mal zu üben.

Die Elternberaterin Christine Lorenz-Wiegand empfiehlt Vätern und Müttern, einmal gemeinsam zum Inkubator zu gehen und das Kind anzusehen. Aber nicht auf Sonde, Atemmaske oder streichholzkurze Beine zu schauen, sondern auf Nase, Augen oder Mund.

Zum Beispiel das Baby eingehend zu betrachten und sich zu fragen, von wem das Kind wohl die schönen Hände oder die großen Füße geerbt hat. »Wichtig ist das Sprechen über den Menschen direkt und nicht nur über den Patienten«, sagt Lorenz-Wiegand. Und das auch auf Gespräche mit Großeltern oder größeren Geschwistern auszuweiten und hier über die Kinder und ihre Eigenschaften zu sprechen, nicht nur über den aktuellen Stand der medizinischen Behandlung.

Auch aus anderen Momenten lässt sich viel Kraft und Freude ziehen. Zum Beispiel aus dem Känguruhen mit dem Kind. Oft ist die Versuchung groß, dass nur ein Elternteil (häufig die Mutter) zum Känguruhen geht. Der oder die andere arbeitet in der Zwischenzeit die lange To-do-Liste ab. Das ist natürlich völlig okay und manchmal auch gar nicht anders möglich.

Und doch ist es auch als Frühchenpapa wichtig, das Kind auf dem eigenen Bauch zu spüren! Denn die Väter erleben beim Känguruhen genau die gleichen positiven Folgen wie die Mamas:

Die Bindung zum Kind wächst, die eigenen Ängste nehmen ab. Und das brauchen die Papas genauso wie die Mamas.

Auch gemeinsames Känguruhen ist toll. Am besten ohne medizinische Gespräche oder eine Diskussion über das, was in nächster Zeit noch alles abgearbeitet werden muss. Stattdessen kann es viel schöner sein, zu schweigen und den Moment gemeinsam zu genießen.

Meine Frau erinnert sich noch heute gerne daran, was sie bei unseren gemeinsamen Runden im ersten Krankenhaus gespürt hat: »Ich habe immer noch das Bild vor mir, wie wir in den Sesseln lagen, jeder mit einem Kind auf der Brust, und uns an den Händen gehalten haben. Und da war für mich dieses starke Gefühl: ›Wahnsinn, wir haben jetzt Kinder, eine Familie.‹ Und auch wenn es immer nur kurz war, habe ich mich sehr darüber gefreut und mich Dir sehr nahe gefühlt.«

Zuhause ankommen

Auch wenn es sich viele Frühcheneltern wünschen: Zuhause läuft es nicht unbedingt leichter als im Krankenhaus (auch wenn das natürlich bei jeder Familie anders ist). Zumindest nicht sofort. Schon viele Eltern reifgeborener Kinder kommen schnell an ihre Grenzen, wenn das Baby ständig schreit, nicht trinken will oder nicht schläft. Und den Eltern damit die Zeit für Basics wie Duschen oder Kochen raubt.

Für Frühcheneltern kann die Umstellung noch schwieriger werden, da sie viel mehr Zeit auf der Neo verbracht haben. »Im Krankenhaus kriegt man eine unheimliche Routine beigebracht. Und, ich kann fast die Uhr danach stellen, 99 von 100 Familien kommen nach Hause und die Idee von ›alle drei Stunden wird das Kind gefüttert‹ funktioniert einfach nicht mehr«, sagt Janika Cammann, die uns damals begleitet hat.

Zuhause fehlen nicht nur Pflegekräfte, die mit anpacken könnten. Auch das Essen kommt nicht mehr automatisch und die Wohnung wird nicht mehr geputzt (außer Mama und Papa haben eine Putzfrau). Alles hängt jetzt an den Eltern und vielleicht gibt es noch andere Kinder, die versorgt werden müssen. Eltern haben nicht mehr die Zeit wie im Krankenhaus und müssen schauen, wie sie durchkommen.

Daher muss niemand ein schlechtes Gewissen haben, wenn sich der Krankenhausrhythmus nicht mehr lange durchhalten lässt. Und niemand sollte das krampfhaft versuchen und noch mehr Kraft opfern als ohnehin schon. Viel wichtiger und hilfreicher (vor allem für die eigene Gesundheit) ist es, sich möglichst schnell Rat von Menschen zu suchen, die sich mit der Situation und der Versorgung von Frühchen auskennen. Die sozialmedizinische Nachsorge, ein Kinderarzt oder eine Kinderärztin oder Familienbegleiterinnen und -begleiter von Vereinen, die sich um Frühgeborene und ihre Eltern kümmern, können hier helfen.

Die Väter brauchen oft noch bei ganz anderen Dingen Hilfe. Zum Beispiel, wenn die Wohnung noch nicht fertig eingerichtet ist, das Kinderzimmer gemacht oder die Regale im Wohnzimmer noch aufgebaut werden müssen. Als Vater steckt man ganz schnell wieder in der Zwickmühle: Mama und Kind brauchen einen und der übrige Kram muss auch erledigt werden. Es hilft, in Ruhe zu überlegen, was warten kann und was wirklich dringend erledigt werden muss. Und für alles, was gemacht werden muss, darf man ganz ohne Scham auch Freunde oder die Familie um Hilfe bitten.

Ebenso wichtig ist es, keine Panik zu bekommen, wenn sich das Kind in den ersten Tagen zuhause plötzlich anders verhält als in der Klinik. Nicht nur für die Eltern ist es eine riesige Herausforderung, in der eigenen Wohnung wieder anzukommen. Auch das Kind muss erstmal in der neuen Umgebung klarkommen. Neue Lichtverhältnisse, neue Geräusche, neue Gerüche, ein neues Babybettchen statt dem gewohnten Wärmebett und andere Menschen (bis auf die Eltern) können auch das Kind verunsichern oder beunruhigen. Auch hier muss man sich als Eltern keine Sorgen machen oder schlecht fühlen, wenn das Kind in den ersten Tagen zum Beispiel schlechter schläft oder häufiger weint als vorher.

Für die Väter bringt diese Situation neue Herausforderungen. Ganz schnell können Papa und Mama nämlich wieder in der klassischen Rollenverteilung landen. Ums Kind kümmert sich nur die Mutter, die durchs Stillen oder Abpumpen ohnehin schon enorm viel Zeit mit dem kleinen Winzling verbringt. Und der Vater ist irgendwie dabei und muss die übrige Arbeit irgendwie schultern. Schwestern, die Papa mit dem Kind anleiten oder Arbeit abnehmen könnten, gibt es nicht mehr.

Janika Cammann erlebt in ihrer Arbeit mit Frühchenfamilien eine Szene besonders oft: Das Kind weint auf dem Arm. »Der Vater weiß nicht, was er machen soll, und sagt dann zur Mutter: ›Mach Du das, Du kannst es besser‹«, erzählt sie. Sie glaubt solchen Aussagen nicht und versucht, das auch den Eltern zu vermitteln. »Das ist eine Frage des Wollens. Du als Vater musst Dich bewusst dafür entscheiden, eine gute Ebene mit dem Kind aufzubauen, dem Kind ein gutes Zuhause zu geben, einen Wohlfühlort zu schaffen und dazu bestmöglich beizutragen«, sagt Janika.

Denn Väter sind keine Randfiguren.
Sie spielen eine wichtige Rolle im Leben und in der Versorgung ihrer Kinder.

Janika rät, als Vater den eigenen Fähigkeiten und dem eigenen Bauchgefühl zu vertrauen. Wie es die Mütter auch machen. Aber gerade Väter tun sich aus ihrer Erfahrung damit schwer: »Ich habe *nicht einmal* von einem Vater gehört: ›Meine Intuition sagt mir ‹ Ich habe das unzählige Male von Müttern gehört, aber noch nie von einem Vater. Dagegen höre ich oft: ›Die weibliche Intuition, die weiß, was das Kind braucht.‹ Was ist denn mit der männlichen Intuition?«

Mit diesem Selbstbewusstsein ist es dann auch möglich, wie im Krankenhaus mit der Frühchenmama zu reden. Und ganz ruhig abzusprechen, wer sich wann ums Kind kümmert. Es ist kein Automatismus, dass die Mama neben dem Stillen auch sonst ständig für das Kind da ist. Es ist auch möglich, einfach mal zu tauschen: Nach dem Stillen trägt Papa das Kind und wiegt es in den Schlaf, während Mama das Essen kocht. Oder man wechselt sich beim Füttern mit der Flasche ab. Man muss (und sollte) das alles nur absprechen. Und als Vater der Frühchenmama ganz ruhig erklären, warum man Zeit mit dem Kind möchte und braucht. Und notfalls um das Vertrauen bitten, dass man auch gut für das Kind sorgen kann.

Leider ist es gerade in dieser Phase nicht einfach, als Vater dieses Selbstbewusstsein aufzubauen. In dieser Ausnahmesituation, wo Mutter und Vater auf dem Zahnfleisch kriechen, fehlt meist die Zeit oder die Aufmerksamkeit füreinander. Ausgerechnet die Sätze, die sich beide vom jeweils anderen wünschen, fehlen: ›Danke für alles – toll, dass Du da bist.‹ Stattdessen gibt es ständig Konflikte und Zoff.

Gerade Väter ziehen sich dann lieber zurück. Besser ist es, sich selbst zu sagen: Doch! Ich werde gebraucht!! Nicht nur von meinem Frühchen (und vielleicht den älteren Kindern), sondern auch von meiner Partnerin. Auch wenn sie es gerade genauso wenig zeigen kann wie ich selbst. »Die Väter spielen eine wahnsinnig wichtige Rolle in dieser Anfangszeit: Es ist so wichtig, dass sie da sind, auch gerade emotional. Ich glaube, ich habe mich nie so schwach und verletzbar und ein ganzes Stück hilf- und ratlos gefühlt wie in dieser Zeit«, sagt meine Frau rückblickend.

Mit Unverständnis im Umfeld klarkommen

Nicht nur die Kinder merken, dass sie in einem anderen Umfeld sind, sondern auch die Eltern. Im besten Fall erleben sie Verständnis und Unterstützung, helfende Hände und offene Ohren. Doch es geht auch ganz anders. Denn Großeltern, Onkel, Tanten oder Freunde wissen selten, was die Eltern durchgemacht haben, oder allenfalls theoretisch. Und wie sie (und die Frühcheneltern) damit umgehen, spielt eine ganz entscheidende Rolle.

Im Idealfall tun Verwandte und Freunde das, was sich die Eltern wünschen, und verhalten sich auch so. Aber das muss nicht so sein. Sebastian hat es erlebt. Sein Sohn hatte nach der Frühgeburt einen schweren Infekt, sein Leben hing an einem seidenen Faden. Nach der Entlassung aus dem Krankenhaus machte sich Sebastian große Sorgen, dass sein Sohn wieder eine schlimme Infektion bekommen könnte. »Immer wenn sich Besuch ankündigte, habe ich gedacht: ›Mist, die bringen Viren mit und dann müssen wir noch mal ins Krankenhaus‹«, erzählt er.

Und seine Angst bekamen auch die Besucher mit. »Alle sagten immer: ›Ist der klein und süß‹, und konnten nicht verstehen, dass ich immer als erstes sagte: ›Wascht die Hände!‹ – Einige haben sich sogar darüber lustig gemacht und gesagt: ›Jetzt komm' doch mal herunter.‹« Was freundlich gemeint war, ging bei Sebastian nach hinten los. »Ich habe oft nur gedacht: ›Die halten mich alle für bekloppt und keiner hat Verständnis‹«, erzählt er.

Mit seinen Sorgen blieb er aber zunächst allein – stattdessen wuchsen die Spannungen mit einigen Verwandten. Um solche Situation zu vermeiden hilft es, sich das Gleiche bewusst zu machen wie bei dem Umgang mit den Pflegekräften im Krankenhaus. Wer nicht persönlich erlebt hat, wie es Frühcheneltern geht (oder solche Familien über einen längeren Zeitraum begleitet hat und über viel Empathie und psychologisches Wissen verfügt), kann sich kaum vorstellen, was sie durchmachen.

Daher sind flapsige Bemerkungen oder hilflose Aufheiterungsversuche wie: »Jetzt nimm es doch nicht so schwer«, oder: »Schau doch mal nach vorne«, letztlich nicht böse gemeint, sondern das Ergebnis von Unwissenheit oder Hilflosigkeit. Es ist wichtig, sich das klarzumachen, um nicht wütend oder aggressiv zu reagieren. Denn das schadet nicht nur einem selber, sondern belastet auch die Freundschaft oder das familiäre Verhältnis. Und in dieser Situation braucht man keine zusätzlichen Konflikte, sondern jede Hilfe von außen, die man bekommen kann.

Es muss aber auch kein Papa solche Bemerkungen einfach hinnehmen. Es hilft, notfalls erstmal einfach rauszugehen, runterzufahren und abzukühlen. Und dann das Gespräch zu suchen und so gut wie möglich zu erklären, was man erlebt hat, warum man so dünnhäutig ist und warum man auf bestimmte Dinge wie eben sorgfältiges Händewaschen so viel Wert legt. Und es ist auch okay, sich bestimmte Bemerkungen höflich, aber bestimmt zu verbitten.

Wie viel Sorge ums Kind ist richtig?

Die ständige Sorge ums Kind ist in den ersten Wochen und Monaten verständlich. Und bis zu einem gewissen Grad berechtigt. Auch nach der Entlassung aus dem Krankenhaus sind Frühchen fragile Wesen, die viel Liebe und Sorge brauchen. Und oft auch noch viele medizinische Hilfen und eine spezielle Behandlung durch die Eltern, je nachdem, welche Folgen der Frühgeburt noch erkennbar sind.

Gleichzeitig wird die Sorge um das Kind indirekt immer wieder neu gefüttert. Die vielen Termine bei Ärzten oder Physiotherapeuten und die zahlreichen Kontrolluntersuchungen, meist viel mehr und viel häufiger als bei reifgeborenen Kindern, verstärken immer wieder das Gefühl von: »Mein Kind braucht Hilfe«, oder auch: »Mein Kind ist so zart und zerbrechlich.« Bis zu einem gewissen Grad ist das auch richtig. Aber trotzdem ist es wichtig, den eigenen Ängsten und Sorgen nicht zu viel Raum zu geben.

Denn auch Frühgeborene entwickeln sich, und nach einigen Monaten sind viele Kinder nicht mehr die kleinen hilflosen Wesen, wie sie nach der Geburt im Inkubator lagen. Sie werden größer und wollen die Welt entdecken. Das gilt auch für Kinder mit Spätfolgen, auch wenn sie nicht immer in dem Maße selbstständig werden können wie Kinder ohne. Wir Väter (und die Mütter) haben die tolle Chance, unsere Kinder als Reisebegleiter auf ihren Expeditionen in die geheimnisvolle Umwelt zu begleiten. Wenn wir uns aber zu viele Sorgen machen, dann kann es passieren, dass wir unsere Frühchen dabei eher behindern als unterstützen.

Was auch mir schon passiert ist.

Es ist ein schöner Sommertag, die Kinder robben lachend und quietschend über die sattgrüne Wiese. Blauer Himmel, weiße Wolken, ein Rasensprenger sorgt für die nötige Kühle. Der perfekte Familiennachmittag. Bis mein Sohn ein Blumenbeet mit Mulch entdeckt. Strahlend stopft er sich die kleinen braunen Stücke in den Mund. Ich springe auf, rufe: »Nein, das darfst Du nicht«, und reiße ihm den Mulch völlig panisch aus dem Mund, wische mit einem feuchten Tuch die Reste von den Lippen und schimpfe. »Ist das gefährlich?«, frage ich meine Frau und mich innerlich schon, ob wir einen Krankenwagen rufen müssen. Meine Frau lächelt mich beruhigend an, mein Sohn schaut völlig verwundert und ich merke, wie mein Herz rast. Und frage mich, warum ich so heftig reagiert habe.

Es dauert nicht lange, bis ich die Antwort weiß. Es ist immer noch die Folge der ersten Wochen im Krankenhaus. Die Zeit des ständigen Händewaschens, der Desinfektionsmittel und der ewigen Angst, dass irgendein Erreger ihr Leben gefährden könnte. In diesem Moment im Garten wird mir plötzlich bewusst, in welcher Sorge ich immer noch um meine beiden Mäuse lebe und die Umwelt nach potenziellen Gefahren für sie abscanne. Und zugleich wird mir klar, wie normal diese Szene ist. Jedes Kind stopft sich Dinge in den Mund und probiert, wie sie schmecken. Als Vater muss ich lernen, einen guten Mittelweg zu finden.

Meine Mutter sorgt irgendwann für einen anderen Aha-Moment. »Warum redest Du mit Deinen Kindern eigentlich immer in einem mitleidigen Ton als seien sie krank?«, fragt sie mich bei einem Besuch. Ich weiß keine Antwort, bin erstmal sauer, dass sie sich in meine Erziehung einmischt. Und doch bleibt die Frage in meinem Kopf. Dann kommt irgendwann der Gedanke, dass ich in den beiden noch immer unbewusst die kleinen zarten Wesen sehe, die einen so schweren Start ins Leben hatten.

Was die Beispiele zeigen: Diese Angst steckt in vielen, wahrscheinlich in allen Frühchenvätern und -müttern. Das ist nach einer so schlimmen Erfahrung auch normal. Sie lässt sich nicht einfach abstreichen oder vergessen. Aber es ist trotzdem wichtig, sie zu bearbeiten.

Denn die Angst kann einen großen Einfluss haben, wie wir mit unseren Frühchen umgehen. Janika Cammann erzählt ein Beispiel aus ihrer Arbeit mit Frühcheneltern: Eine Familie, zwei Kinder. Die älteste Tochter ist reifgeboren. Die zweite kam als Extremfrühchen zur Welt. »Das Extremfrühchen, das einen sehr schweren Start hatte, sieht der Vater bis zum heutigen Tag wie ein Sorgenkind an und so behandelt er es auch«, sagt Janika. Dabei ist das Kind jetzt dreieinhalb Jahre alt und hat sich gut entwickelt. »Es ist eine Mutmaßung, aber ich habe immer das Gefühl, dass dieser Vater bis zum heutigen Tag das Szenario durchlebt, dass das Kind auch hätte sterben können. Ich habe das Gefühl, dass er durch diese Nichtaufarbeitung dieses Kind immer wieder als das kleine Wesen sieht, was einen schwierigen Start hatte, und es nicht wahrnimmt als ein dreijähriges Kind, was sich de facto so gut entwickelt hat.«

Väter und Stress

Verschiedene Studien zeigen, dass viele Frühchenväter unter einem weitaus höheren Stresslevel leiden als Väter reifgeborener Kinder. Laut einer französischen Studie zeigten fast 66 Prozent der befragten Frühchenväter Symptome von posttraumatischem Stress, als ihre Kinder im Krankenhaus waren: Schlafprobleme, erhöhte Wachsamkeit, Konzentrationsprobleme und emotionale Labilität. Letzteres bedeutet grob gesagt, die eigenen Emotionen nur schwer kontrollieren zu können, also zum Beispiel schnell auszurasten.

Das kommt bei Frühchenvätern häufig vor. »Väter äußern ihren Druck und Stress durchaus häufiger in einer aggressiveren und auch lauten Art«, sagt der Oberarzt Michael Zeller. Das kann sich gegen das Personal im Krankenhaus richten, aber eben auch die eigene Partnerin oder auch andere Personen.

Auch mir ist ein solcher Fall im Gedächtnis geblieben. Als Janika in unsere Familie kommt, bitten wir sie um Hilfe bei der Suche nach einer Haushaltshilfe. Wir gehen zusammen zum Jugendamt, was unsere Bitte am Ende aber ablehnt.

Als wir über darüber reden, kommt dann alles in mir hoch: Ich werde laut, stürme aus dem Zimmer und werfe mich aufs Bett. »Da habe ich zum ersten Mal Deine Riesenanspannung wahrgenommen: Da ist alles mal so richtig hervorgebrochen, und ich habe gemerkt, dass Du eigentlich gar nicht weißt, wo hinten und vorne ist und total hilflos bist«, sagt Janika, als wir darüber reden können.

So gut und verständnisvoll reagieren aber nicht alle, wenn man laut wird. Während man als Frühchenvater selber die Angst und die Not spürt und weiß, woher die eigene Wut gerade kommt, mag das Gegenüber eher ratlos bis ablehnend reagieren. Daher ist es wichtig, zu erklären, warum man gerade so gereizt und dünnhäutig reagiert. Es ist okay, das auch mit etwas Verzögerung zu tun, wenn man dazu gerade nicht in der Lage ist.

Experten raten, auch auf andere Warnzeichen zu achten: Freudlosigkeit, Gefühllosigkeit, Gewichtsverlust sind einige Zeichen, bei denen die Alarmglocken schrillen sollten. Auch Schlaflosigkeit führt die entwicklungspsychologische Beraterin Christine Lorenz-Wiegand an: »Normalerweise sind die Eltern so erschöpft, dass sie mir sagen: ›Wenn wir schlafen, dann schlafen wir wie Murmeltiere.‹ Aber langes Wachliegen, Grübeln, Nicht-mehr-in-den-Schlaf-Finden, das sind Warnzeichen. Ebenso das frühe Erwachen am Morgen und nicht mehr einschlafen können.« Auch starke Wutanfälle, Erregung oder Panik sollte man ernst nehmen.

In besonders schlimmen Fällen kann eine Frühgeburt bei den Eltern eine posttraumatische Belastungsstörung (PTBS) auslösen. Oft wird diese Krankheit mit Soldaten, Polizisten oder Feuerwehrleuten in Verbindung gebracht, die in ihrer Arbeit besonders schlimme Erfahrungen machen.

Durch bestimmte Auslöser, die in jedem Fall individuell sind, erleben Betroffene das belastende Erlebnis noch einmal. »Das heißt, ich bin weg vom Sofa, ich bin zurück im Kreissaal, im OP, im Zimmer mit den Inkubatoren und komme da nicht mehr weg. Ich kehre in die Vergangenheit zurück und bleibe dort mit meinen Gefühlen wieder hängen«, erklärt Christine Lorenz-Wiegand.

Auch ausgeprägtes Vermeidungsverhalten kann ein deutliches Zeichen sein: Betroffene versuchen, jede Situation zu vermeiden, die Erinnerungen an die belastende Situation wecken könnte. Zum Beispiel schauen sie die Fotos aus den ersten Lebenstagen ihrer Kinder nicht mehr an, können keine Frühchen-Dokus im

Fernsehen sehen oder vermeiden gewisse Orte. Wie in einem Fall, den Christine Lorenz-Wiegand erlebt hat. Eine Mutter rief sie wenige Wochen nach der Entlassung an und erzählte, dass sie eine gewisse Straße nicht mehr entlangfahren könnte. Dadurch verlöre sie unheimlich viel Zeit. »Wir sind im Gespräch daraufgekommen, dass es die Straße ist, die zum Krankenhaus führt«, erzählt Lorenz-Wiegand. »Das war für mich ein Zeichen, und ich habe sofort gefragt, ob es noch andere Dinge gibt. Die Mutter sagte: ›Ja, wenn ich wegen der Corona-Pandemie Desinfektionsmittel nehmen muss. Da bin ich wieder in dieser Situation und brauche unheimlich lange, bis ich wieder zu mir komme.‹ Das ist eine mögliche typische Beschreibung der Posttraumatischen Belastungsstörung.« Und in diesem Fall ist psychotherapeutische Hilfe von Fachleuten dringend erforderlich.

Über die eigenen Gefühle reden

Es muss aber nicht immer soweit kommen, das psychologische Hilfe nötig wird. Jede Frühchenmutter und jeder Frühchenvater leidet unter der Situation, aber nicht jeder gleich schwer. Wichtig ist es, die eigenen Sorge und Ängste zu teilen, damit sie nicht größer werden und sich zu einer ernsten Krise entwickeln. Daher ist jedes Gespräch mit jemandem wertvoll, der die Situation kennt und einfühlsam reagiert.

Und wahrscheinlich kann niemand die Erfahrung so gut nachvollziehen wie die eigene Partnerin. »Ich glaube, dass man diese Erfahrungen von der schweren Geburt, den Wochen Intensivmedizin mit diesem ständigen Piepen der Geräte und der Angst ums Kind gut miteinander teilen kann«, sagt die Familienbegleiterin Janika Cammann. Sie spricht hier nicht aus der Theorie, sondern aus eigener Erfahrung, da sie selbst Frühchenmutter ist.

Doch manche Väter haben Angst, die eigene Frau durch solche Gespräche noch mehr zu belasten. Meine Frau rät Frühchenvätern dagegen, ruhig mal mit ihren Frauen zu reden und sich nicht von zu vielen Tränen abschrecken zu lassen. Denn Tränen müssen längst nicht immer heißen, dass die eigene Frau völlig am Boden ist. »Ich zum Beispiel habe damals viel geweint, aber das war auch eine Art Ventil, wenn man nicht genug Schlaf bekommt und mit diesen ganzen Hormonen überflutet wird. Du bist komplett nach außen gerichtet, das Muttersein, das Gebende und die Frühgeburt machen Dich noch drei Mal verletzlicher als sonst. Da war das Weinen für mich ein Ventil, um alles mal loszuwerden und loszulassen und dann geht es weiter.«

Andererseits birgt solch ein Gespräch natürlich auch Konfliktpotenzial in einer ohnehin schon angespannten Situation, wo beide mit ihren Nerven am Ende sind. »Wenn ich wahrnehme, dass mein Partner sich viel zu viele Sorgen macht, dann kann ich hingehen und sagen: ›Du machst Dir viel zu viele Sorgen, das ist schlecht für das Kind‹, und dann hast Du ziemlich sicher eine Diskussion an der Backe gerade in dieser angespannten Situation wie am Anfang«, sagt Janika. Ihr Rat: Nicht über den Partner oder die Partnerin urteilen oder sein Verhalten bewerten. Stattdessen über die eigenen Sorgen, Fragen und Nöte sprechen und darauf hoffen, dass das auch die Partnerin animiert, von sich zu sprechen.

Es gibt noch eine zweite wichtige Botschaft, die der Frühchenvater seiner Partnerin übermitteln kann, gerade wenn es schwierig ist: »So, wie Du Dich entschieden hast, trage ich das mit und Du schaffst das. Und wenn Du es nicht schaffst, dann ist das auch nicht schlimm, dann werden wir einen anderen Weg gemeinsam finden«, sagt meine Frau rückblickend auf die Frage, welche Botschaft sie sich von mir in schwierigen Situationen gewünscht hat.

Solche Gespräche helfen – im Idealfall – beiden, Vater und Mutter. Niemand versteht in dieser Situation besser, was der andere durchmacht, als der eigene Partner. Und weiß, ob vielleicht gerade eine Umarmung nicht viel mehr hilft als lange Analysen. Die Angst und Sorge miteinander zu teilen ist oft eher eine Erleichterung als eine Bürde.

Außerdem ist das Feedback der eigenen Frau in der Situation wichtig. Denn eine Frühgeburt birgt immer auch die Gefahr, bei den Eltern schwerwiegende psychische Störungen und Beschwerden auszulösen. Die Frau oder Freundin, mit der man tagtäglich zusammenlebt, bemerkt wahrscheinlich schneller als jede andere, wenn es einem schlecht geht oder man versucht, vor der Situation davonzulaufen.

So war es auch bei Sebastian. Sein frühgeborener Sohn war ständig krank. Er musste wieder im Krankenhaus stationär behandelt werden. Für Sebastian war es alles zu viel. »Ich habe mich in die Arbeit gestürzt und nur wenig Zeit mit meinem Sohn verbracht«, erzählt er. »Meine Frau hat mir irgendwann die Pistole auf die Brust gesetzt und gesagt: ›Du brauchst Hilfe.‹«

Obwohl Sebastian seiner Frau für dieses ehrliche Feedback noch immer dankbar ist, hat er noch einen anderen Rat für alle Frühchenväter. Gerade am Anfang ist es auch wichtig, nicht nur über das Kind und die schlimme Erfahrung der Frühgeburt zu reden. Sondern auch, von den traurigen Gedanken einmal wegzukommen. »Es ist sicherlich gut, Gedanken und Sorgen auszutauschen, aber versucht trotzdem, die Partnerschaft zu pflegen – Abends mal eine Pizza zu bestellen oder was Schönes zu essen zu machen. Das ist schwierig im Alltag, aber wichtig, um sich abzulenken und die Zweisamkeit zu bewahren«, weiß er.

Hilfe suchen

Manchmal reichen Gespräche mit der eigenen Frau oder Freundin aber nicht. Entweder weil der Redebedarf größer ist, oder weil man doch eine andere Perspektive braucht. Natürlich ist es auch okay (und wichtig), sich Hilfe zu suchen, wenn man das Gefühl hat, mit der Situation nicht allein klarzukommen.

Doch das fällt Vätern viel schwerer als Müttern. »Eine meiner wichtigsten Aufgaben liegt darin, dass ich sehr viel Traumaarbeit leiste. Aber dieses sich Öffnen und darüber Sprechen, das erlebe ich leider fast nur bei Frauen«, sagt Janika Cammann. »Ich kann mich nicht daran erinnern, dass mir ein Vater mal erzählt hätte, dass er nach der Frühgeburt in Psychotherapie gegangen sei oder eine Körperarbeit, also Traumaarbeit, gemacht habe. Das erlebe ich bei den Frauen häufiger.«

Dafür kann es verschiedene Gründe geben. Zum einen mag es vielleicht vielen Frauen leichter fallen, sich die eigene Hilflosigkeit einzugestehen. Es gibt aber noch einen anderen Aspekt. »Es ist fast so, als hätte die Mutter eine Rechtfertigung, weil sie das Kind in sich getragen und auf die Welt gebracht hat. Wenn es dann ein schweres Geburtstrauma ist, dann ist es eine totale Selbstverständlichkeit, dass sie das so tituliert und die Erfahrungen therapeutisch aufarbeitet, nicht aber der Mann, der in Anführungszeichen ›nur‹ dabei war«, vermutet die Familienbegleiterin Janika.

Doch das ist falsch: Auch für die Väter ist die Frühgeburt ihrer Kinder eine existenzielle Erfahrung. Auch für die Väter kann es eine traumatische Erfahrung sein. Auch jeder Vater hat das Recht, Hilfe zu brauchen, diese zu suchen und auch anzunehmen.

Sebastian hat sich schließlich dafür entschieden, den Rat seiner Frau anzunehmen. Er sprach schließlich mit einer Therapeutin, die viel Erfahrung mit Frühchenfamilien hat – und spürte schnell, wie ihm die Gespräche halfen. »Es war gut zu hören: ›Das ist normal. Damit sind Sie nicht allein‹«, sagt er.

Wer keine geeignete Therapeutin kennt oder den Schritt erstmal nicht wagt, hat noch viele andere Möglichkeiten. In vielen Orten gibt es Selbsthilfe- oder Gesprächsgruppen für Eltern frühgeborener Kinder. Wenn die nächste Gruppe aber zu weit weg ist oder das stressige Familienleben keine Zeit lässt, dort regelmäßig hinzugehen, dann gibt es auch noch virtuelle Selbsthilfegruppen. Sebastian etwa hat die Gruppe *Frühchenpapas* auf Facebook gegründet, der schon über 500 Väter aus dem deutschsprachigen Raum angehören.

Nicht nur die ständig wachsende Zahl der Väter zeigt, wie wichtig es ist, sich auszutauschen, sondern auch, wer der Gruppe beitritt. »Ich habe schon Nachrichten von Männern bekommen, die 50, 60 Jahre alt sind und schreiben: ›Schade, dass es eine solche Gruppe nicht schon vor 20, 30 Jahren gegeben hat‹«, erzählt Sebastian. Doch viele von ihnen treten ihr trotzdem bei, auch wenn die Frühgeburt ihres Kindes schon lange her ist. Aber sie kommen an einen Punkt, wo sie das Gefühl haben, dass sie dringend darüber reden müssen.

Die Hoffnung nicht verlieren

Es gibt leider kein Patentrezept dafür, mit einer Frühgeburt und den schweren Erfahrungen danach umzugehen. Genausowenig wie ein Patentrezept dafür, Trauer und Schmerz zu vermeiden oder um eine Therapie herumzukommen

Es gibt aber einige Möglichkeiten, sich selber stark zu machen und mit der eigenen Hilflosigkeit umzugehen. Wichtig ist – und das klingt wieder wie ein total banaler Rat –, die Hoffnung nicht zu verlieren. Und das ist schon eine riesige Aufgabe angesichts der Angst um die Kinder, der Sorge um die eigene Partnerin und dem Gefühl, vor einem riesigen Berg an Aufgaben und einer großen Verantwortung zu stehen und diesen ohne viel Energie erklimmen zu müssen.

Was in dieser Situation ungeheuer viel Kraft geben kann, ist sich immer wieder eines in Erinnerung zu rufen: Dies ist eine Ausnahmesituation, die aber irgendwann vorübergeht. Auch wenn die Situation für Frühcheneltern extremer ist, gilt für sie das Gleiche wie für Eltern reifgeborener Kinder: Die ersten Monate sind eine extreme Belastungsprobe für die neue Familie mit schreienden Kindern, schlaflosen Nächten und dem Gefühl, den Herausforderungen nicht gewachsen zu sein.

Es hilft, das manchmal einfach zu akzeptieren. »Keine Familie, die mit kleinen Kindern nach Hause entlassen wird, bekommt genug Schlaf. Die Frage ist, ob ich meinen Fokus darauflegen will und mir ständig sage: ›Das ist zu wenig?‹«, erklärt die entwicklungspsychologische Beraterin Christine Lorenz-Wiegand. Sie rät davon ab: »Dann kann ich mich ganz schnell in einem Hamsterrad von negativen Gedanken bewegen und denken: ›Ich habe keine Zeit mehr, wir haben keine Außenkontakte mehr, zwischen uns ist es auch nicht mehr so wie vorher.‹«

Um diese Negativspiralen zu durchbrechen, bastelt sie mit Frühcheneltern kleine Stoppschilder. »Wenn sie merken, dass sie gerade in dieses Hamsterrad gehen, dann können sie es hochnehmen und sagen: ›Stopp! Wo stehen wir jetzt? Geht es uns wirklich so schlecht mit der Schlaflosigkeit? Wer muss dann heute mehr Schlaf bekommen und wer morgen?‹« Der Gedanke dahinter ist simpel: Die Eltern sollen nicht in Sorgen versinken, sondern beginnen, Lösungen zu suchen (und sich selbst vertrauen, dass sie diese Lösungen auch finden können).

Wichtig ist auch, sich gerade in den schwierigen ersten Wochen und Monaten noch Zeit für sich zu sichern. Es kann helfen, gemeinsam einen Wochenplan aufzustellen und die Aufgaben rund um Kind und Haushalt im Voraus zu verteilen. Und dabei einzuplanen, dass Vater und Mutter auch Zeit für sich bekommen. »Selbst wenn es nur eine halbe Stundc am Tag ist, auch wenn es nur ein Spaziergang ist oder ein Buch lesen, aber einfach raus zu sein und zu sagen: ›Ich bin wirklich nicht mehr ansprechbar und habe jetzt eine halbe Stunde, um durchzuatmen, um nur ich selbst zu sein und keine Verantwortung zu übernehmen‹«, sagt Janika Cammann.

So rät es auch Sebastian Behrens aus eigener Erfahrung: Er meint, dass sich die Väter zwischen Arbeit und Familie auch mal Zeit für sich nehmen sollten – etwas, was er selbst nie getan hat. »Sei es eine halbe Stunde im Café, eine halbe Stunde Sport machen, eine halbe Stunde mit einem Kumpel ein Bier trinken – das geht völlig verloren und das braucht man trotzdem in dieser Situation, um den Kopf freizubekommen.« Und natürlich sollte man das im Gegenzug auch der eigenen Frau ermöglichen.

Noch ein anderer Gedankengang ist wichtig: Sich selber klarzumachen, dass diese Situation vorbeigehen wird. Auch wenn sich das viele Eltern nicht vorstellen können, die ein kleines Wesen im Arm halten, das gerade noch im Inkubator lag und nur wenig mehr wiegt als einige Packungen Mehl: Die kleinen, fragilen Wesen wachsen irgendwann zu größeren Kindern heran, die ihre Umwelt erobern und entdecken wollen. Die immer selbstständiger werden und in vielen Fällen den reifgeborenen Kindern ihres Alters in nichts mehr nachstehen. Und das hat auch direkte, positive Auswirkungen auf die Väter. »Es wurde immer besser. Je älter mein Sohn wurde, je sicherer ich wurde, desto besser wurde es«, erinnert sich Sebastian, der Frühchenvater. Er ist noch immer völlig erstaunt und glücklich, welche wahnsinnigen Entwicklungssprünge sein frühgeborener Sohn machte, zum Beispiel als er mit einem Jahr in die Kita kam.

Auch Kinder, die von den Spätfolgen einer Frühgeburt betroffen sind, wachsen und entwickeln sich, wenn auch anders, und bleiben nicht auf ewig Frühchen (auch wenn die Belastungen für die Eltern hoch bleiben).

Streit mit der Frühchenmama

Es ist ein trauriges Paradox: Nach einer Frühgeburt brauchen sich Mama und Papa dringender denn je. Gleichzeitig ist es ein Moment, in dem sie sich schneller und häufiger streiten als sonst. In manchen Fällen sogar so viel, dass die Beziehung ernsthaft leiden kann. Ein Moment, in dem sich viele Paare ganz weit voneinander entfernt fühlen.

Denn Väter und Mütter machen eine Frühgeburt jeweils ganz anders durch. Mütter fühlen sich nach einer Frühgeburt oft bewusst oder unbewusst als Versagerinnen. Sie geben sich die Schuld dafür, die Kinder nicht vor der vorzeitigen Geburt geschützt zu haben (was in vielen Fällen natürlich nicht stimmt). Und dieses Gefühl macht etwas mit ihnen. Manche Frauen ziehen sich zurück und leiden still und heimlich. Andere können dagegen wütend und reizbar sein wie sonst viele Frühchenpapas.

Frühchenväter können das oft nicht nachvollziehen. Was nicht an mangelnder Emphathie liegt. Es macht einen Unterschied, ob man das Kind vorher einige Monate im Bauch getragen und beschützt hat. Oft merken Väter nur, dass ihre Frauen anders sind als sonst – das stille, traurige Wesen hat gar nichts mehr mit der fröhlichen Partnerin von vor wenigen Wochen gemeinsam.

Wenn beide dann nicht miteinander reden können, wird es schnell ganz schwer. Die Distanz wächst immer weiter. Aber auch wenn beide wollen, sind die Gespräche oft schwierig und führen zu noch mehr Zoff.

Wie immer gibt es leider dagegen auch kein Patentrezept. Aber zwei Dinge können helfen: Einmal, sich selber klar zu machen, dass die Partnerin gerade tierisch leidet. Genau so viel oder vielleicht noch mehr als man selbst. Und ihre Traurigkeit oder Wut richtet sich nicht gegen den Papa, ist keine versteckte Kritik, sondern einfach Ausdruck ihres tiefen Schmerzes.

Und noch eins: In dieser Situation macht es keiner richtig. Die eigene Frau oder Freundin verarbeitet die Dinge vielleicht anders als man selbst. Das heißt aber nicht, dass man es selber gerade besser macht. Jede und jeder muss seinen eigenen Weg finden, mit der Frühgeburt umzugehen.

Meine Frau und ich haben das auch erlebt: Während sie alles nur Mögliche über unsere Kinder und die möglichen Folgen der Frühgeburt im Internet recherchierte, bei jedem möglichen Infekt sofort schaute, was es sein könnte, und jeden Arztbesuch durch eigene Recherchen umfassend nachbereitet, tue ich genau das Gegenteil. Irgendwann wirft meine Frau mir wütend vor, dass ich mich für unsere Kinder nicht interessieren würde.

Das Gegenteil stimmt: Ich mache mir so viele Sorgen und Gedanken, dass mich die Informationen im Netz eher verunsichern. Zu viel über mögliche Folgen einer Frühgeburt zu lesen verstärkt meine Angst. Und ich möchte nicht wie ein Nervenbündel vor meinen Kindern sitzen, weil ich mir Sorgen mache, dass sie die Unsicherheit spüren können. Ich möchte ein stabiler Vater sein, der ihnen Ruhe geben kann. Also beschäftige ich mich in meiner knappen freien Zeit eher mit anderen Themen und höre Krimis, um auf andere Gedanken zu kommen.

Gleichzeitig werfe ich meiner Frau vor, dass sie sich ständig verrückt macht, was sie wiederum verletzt. Erst viel später wird mir bewusst, dass wir im Grunde beide das Gleiche wollen – dass es unseren Kindern gut geht. »Ich hatte ja auch einen hohen Anspruch an mich, das zu tun, was das Beste für unsere Kinder ist«, sagt meine Frau, als wir nach einiger Zeit über die ersten Wochen und Monate mit unseren Kindern sprechen. Nur leider haben wir das in der Situation beide nicht gemerkt.

Was ist also der beste Weg? Sich als Vater einfach auf die Zunge zu beißen, um Streit zu vermeiden? Oft hilft das allenfalls kurzfristig. »Ich weiß nicht, ob auf die Lippe beißen auf lange

Dauer nicht eine Art Zündschnur ist, die etwas länger brennt, aber dann auch irgendwann hochgeht«, sagt die Psychologin Christine Lorenz-Wiegand.

Und sich auf die Lippe zu beißen kann auch einen anderen, unguten Prozess starten, der ins genaue Gegenteil geht: Der Vater zieht sich immer weiter von der Mutter zurück, die Distanz wächst. Das tötet die Liebe und Nähe ab, die beide, Vater und Mutter, Mann und Frau sich in dieser Situation so dringend voneinander wünschen und auch brauchen.

»Mir ist es lieber, wenn man ab und zu mal aneinander rasselt und sich streitet, was in dieser Zeit wirklich nicht ausbleibt, als wenn sich einer zurückzieht. Ich hätte es in dieser Zeit nicht gepackt, jemanden an meiner Seite zu haben, der vielleicht mithilft, aber bei dem ich merke, dass er im Grunde emotional gar nicht mehr da ist«, sagt meine Frau. Noch besser aber ist es, die Sache möglichst ruhig anzugehen und friedlich miteinander zu reden. Was natürlich eine große Kunst ist und auch nicht immer gelingt.

Teil III:
Frühchen und Eltern: die wichtigsten Infos

Anämie: Viele Frühchen können nicht genug rote Blutkörperchen produzieren, weil ihr Knochenmark dafür noch nicht ausgereift genug ist. Die roten Blutkörperchen sind wichtig, weil mit ihrer Hilfe Sauerstoff von der Lunge in die verschiedenen Körperteile transportiert wird. Viele Frühchen bekommen im Krankenhaus und oft auch noch nach der Entlassung Eisentropfen. Dadurch wird die Produktion roter Blutkörperchen angeregt.

Atmung: Fast alle Frühchen, die vor der 32. Schwangerschaftswoche zur Welt kommen, brauchen Hilfe beim Atmen. Ihre Lungen sind noch nicht reif genug. Ihnen fehlt eine wichtige Substanz, das sogenannte »Surfactant«. Ohne das können sich die Lungenbläschen nicht entfalten oder fallen zusammen, sodass die Kinder nicht genug Sauerstoff bekommen. Neonatologen sprechen vom »Atemnotsyndrom«. Daher bekommen fast alle Frühchen eine Atemunterstützung.

Bayley-Test: Ein Testverfahren, um die Entwicklung von Kindern im Alter von einem Monat bis zu 42 Monaten zu messen. Geprüft werden die sprachliche Entwicklung, Lernfähigkeit, Wahrnehmung und die Bewegungsfähigkeit. Das Verfahren wird gerne genutzt, um den Entwicklungsstand von Frühgeborenen zu überprüfen. Bayley-Tests finden oft in neonatologischen Kliniken oder Sozialpädiatrischen Zentren statt.

CPAP: Eine Form der Atemhilfe. Durch einen leichten Überdruck wird verhindert, dass die Lungenbläschen zusammenfallen. In der Regel tragen die Kinder dabei eine Atemmaske vor dem Gesicht. CPAP steht für »Continuous Positive Airway Pressure«.

EEG: Verfahren zur Aufzeichnung der Hirnströme. Hilfreich, um beispielsweise Schädigungen der Hirnzellen festzustellen.

EKG: Messung der Herzaktivität von Frühchen (oder Erwachsenen). Fester Bestandteil der Überwachung auf der neonatologischen Station.

Elterngeld: Seit Herbst 2021 gibt es für Frühcheneltern länger Geld als für Eltern reifgeborener Kinder. Wie lange hängt vom Geburtstermin ab: Wird ein Kind mindestens sechs Wochen vor dem errechneten Termin geboren, bekommen die Eltern einen weiteren Monat Basiselterngeld. Wird das Kind acht Wochen zu früh geboren, gibt es zwei zusätzliche Monate, bei zwölf Wochen drei Monate und bei 16 Wochen vier. Mehr Infos gibt es im Familienportal der Bundesregierung: https://familienportal.de/

Entlassung: Wann kann mein Frühchen nach Hause? Die Frage beschäftigt alle Eltern. Die Antwort unterscheidet sich von Klinik zu Klinik, da die Kriterien nicht immer ganz gleich sind. In der Regel spielen folgende Dinge für die Ärzte eine Rolle: Das Frühchen muss selbstständig ohne Aussetzer atmen, die Körpertemperatur halten, alleine ohne Sonde trinken können und stabil an Gewicht zunehmen. Außerdem müssen die Eltern in der Lage sein, das Kind selbständig zu versorgen.

Ein gutes Krankenhaus wird die Eltern mit einigen Wochen Vorlauf informieren, wann die Entlassung bevorsteht. Im Zweifelsfall: unbedingt fragen! Es ist wichtig, das Datum zu kennen, um bis dahin möglichst alles zu besorgen und zu organisieren, was das Frühchen zuhause braucht. Checklisten gibt es Netz, aber oft auch im Krankenhaus.

Extremfrühchen: Der medizinische Fachbegriff für Kinder, die mit einem Geburtsgewicht von weniger als 1.000 Gramm und in der Regel vor der 28. Schwangerschaftswoche zur Welt kommen lautet »Extremely Low Birth Weight«. Heute überleben rund 90 Prozent der Kinder, die bei der Geburt unter 1.000 Gramm wiegen. Oft werden aber vor allem Kinder als Extremfrühchen bezeichnet, die in der 24. oder 25. Schwangerschaftswoche zur Welt kommen und kaum mehr als 500 Gramm wiegen.

FiO_2: Der Sauerstoffgehalt in der Luft, mit der das Frühchen beatmet wird. Normale Raumluft hat einen Gehalt von 21 Prozent FiO_2.

Finanzielle Hilfen: Frühcheneltern können eine Vielzahl von finanziellen Hilfen bekommen: vom → Elterngeld über die Erstattung von Fahrtkosten, um das Kind im Krankenhaus zu besuchen, bis zu Haushaltshilfen oder der häuslichen Kinderkrankenpflege. Leider müssen die Leistungen bei verschiedenen Behörden beantragt werden, und zwischen den Bundesländern gibt es nochmals Unterschiede. Informationen gibt es im Netz, oft sind die Sozialarbeiter im Krankenhaus aber auch gute Lotsen durch den Zuständigkeitsdschungel und können Tipps zur Beantragung der verschiedenen Leistungen geben oder beim Ausfüllen der Formulare helfen. Gerade auf neonatologischen Stationen gibt es oft kundige Sozialarbeiter*innen. Nachfragen lohnt sich. Viele Infos gibt es auch beim Bundesverband *Das frühgeborene Kind* (www.fruehgeborene.de).

Frühchengruppen: Der Begriff »Selbsthilfegruppe« schreckt viele Menschen ab, trotzdem kann sich ein Besuch für Frühcheneltern lohnen. In vielen Städten gibt es Gesprächsgruppen für Frühcheneltern, teilweise angedockt an die neonatologischen Stationen. Die Gruppen bieten eine Möglichkeit, in vertraulicher Atmosphäre mit anderen Betroffenen über die Folgen einer Frühgeburt und die eigenen Ängste und Sorgen zu sprechen und mehr Verständnis und Mitgefühl zu finden als mitunter bei Freunden oder der Familie, die mangels eigener Erfahrung kaum mitfühlen können, was das bedeutet. Kontakte gibt es im Netz, beim Bundesverband *Das frühgeborene Kind* und in vielen neonatologischen Kliniken.

Frühgeborenenstation: Neben der neonatologischen Intensivstation (→ ITS/NICU) gibt es in manchen Kliniken auch noch eine Frühgeborenenstation. Hier werden Kinder behandelt, die keine Intensivbehandlung mehr brauchen, aber auch noch nicht nach Hause können. Hier können sie zum Beispiel noch weiter zunehmen, bis sie das richtige Gewicht haben, um entlassen zu werden. Von der Frühgeborenenstation geht es also in der Regel nach Hause. In manchen Kliniken gibt es eine gemeinsame Station mit verschiedenen Zimmern für Frühchen, abhängig von ihrem Bedarf.

Frühgeborenenapnoe: Atempausen, die ein natürliches Verhalten bei Frühgeborenen sind, die vor der 36. Schwangerschaftswoche zur Welt kommen. In der Regel beginnen sie zwei bis drei Tage nach der Geburt und verschwinden nach einigen Wochen von alleine. Meist werden sie mit Coffein behandelt

Frühe Hilfen: Ein Sammelbegriff für verschiedene Angebote, die Eltern ab der Schwangerschaft bis zum dritten Geburtstag ihrer Kinder unterstützen sollen. Sie sollen vor allem helfen, Stress und Belastung der Eltern zu reduzieren. Was genau angeboten wird, ist vom Wohnort abhängig. Oft sind Begleitungen durch Familienhebammen oder ehrenamtliche Patinnen und Paten möglich, aber auch Gesprächsgruppen, Erziehungsberatung und vieles mehr. Ansprechpartner ist meist das jeweilige Jugendamt.

Gestationsalter: Die Dauer der Schwangerschaft. Die Zeit wird ab dem ersten Tag der letzten Regel der Mutter berechnet. **Small for Gestinal Age** bedeutet, dass ein Kind wesentlich kleiner ist als bei der Schwangerschaftsdauer üblich.

Gelbsucht: Tritt bei über der Hälfte aller Neugeborenen auf. Bei Frühchen aber besonders oft: Gut 80 Prozent sind betroffen. Nach der Geburt beginnt der Körper eines Säuglings, überschüssige rote Blutkörperchen abzubauen. Dabei entsteht der Farbstoff Bilirubin, den die Leber aus dem Blut filtern muss. Die Leber vieler Frühgeborener ist noch nicht ausgereift und damit überfordert. Die Augen und die Haut färben sich gelb. In diesem Fall hilft eine Therapie mit blauem Licht

High-Flow: Atemhilfe für Frühchen. Durch kleine Kanülen in der Nase erhält das Frühchen ein Luft-Sauerstoff-Gemisch. Die Methode gilt unter vielen Ärzten als schonend und ist daher in vielen Kliniken beliebt. Zudem ist die Pflege der Kinder einfacher als bei einer Atemunterstützung mit → CPAP.

Hirnblutung: Da die Blutgefäße im Gehirn eines Frühchens noch sehr zart sind, kann es zu einer Gehirnblutung kommen. Sowohl vor, während oder auch nach der Geburt. Betroffen sind bis zu 20 Prozent der sehr kleinen und bis zu 10 Prozent aller Frühchen, die zwischen der 26. und der 29. Woche zur Welt gekommen sind. Für viele Eltern ist es eine Horrornachricht, für viele → Neonatologen dagegen eher Routine: Der Großteil aller Blutungen ist leicht, sodass es zu keinen Folgeschäden kommt. Einige Kinder erleiden aber auch schwere Blutungen, die zu Entwicklungsstörungen im späteren Leben führen können. Siehe auch → Zerebralparese

Inkubator: Früher schlicht Brutkasten genannt. Sozusagen die erste Wohnung eines Frühchens. Durch die Heizung kann im Inneren eine höhere Temperatur als außen erzeugt werden. Wichtig für alle Kinder, die ihre Körpertemperatur nicht selbst regulieren können. Außerdem kann die Luftfeuchtigkeit verändert werden, damit die Frühchen nicht zuviel Flüssigkeit über die Haut verlieren.

Internet: Es gibt viele Infos für Frühcheneltern im Netz. Hier eine kleine Auswahl besonders hilfreicher Seiten:

Familienportal der Bundesregierung mit Informationen zur finanziellen Hilfen für Frühchen und ihre Eltern: https://familienportal.de/familienportal/lebenslagen/schwangerschaft-geburt/fruehgeborene

Informationen zu frühen Hilfen und eine Suche nach entsprechenden Angeboten am jeweiligen Wohnort gibt es auf der Seite des Nationalen Zentrums Frühe Hilfen: https://www.elternsein.info/

Übersicht über alle Anbieter der sozialmedizinischen Nachsorge in Deutschland: https://www.bv-bunter-kreis.de/ueber-uns-standorte/standort-suche

Bundesverband *Das frühgeborene Kind* mit Kontaktadressen, vielen Tipps und Hinweisen zur Behandlung und Betreuung von Frühchen, kostenloser Infohotline für Eltern und zahlreichen Broschüren und Ratgebern: www.fruehgeborene.de

Informationen zu richtigen Ernährung, Entwicklung, zu Krankheiten Vorsorgeuntersuchungen und vielem mehr bietet das Portal der Bundeszentrale für gesundheitliche Aufklärung: www.kindergesundheit-info.de

Überblick über alle Perinatalzentren in Deutschland: perinatalzentren.org

Frühchenpapas: Facebook-Gruppe von Frühchen-Vater Sebastian Behrens, in der sich Frühchen-Väter austauschen können: https://m.facebook.com/groups/485386631897874

Intubation: Ein weicher Plastikschlauch wird in die Luftröhre eingeführt, um das Kind zu beatmen.

IPPV: Steht für **Intermittent Positive Pressure Ventilation** und meint die Beatmung eines Frühchens durch regelmäßige Atemstöße, die ein Gerät erzeugt.

ITS: Kurz für »Intensivstation«. Die für Frühchen wird meist neonatologische Intensivstation, kurz Neo-ITS oder einfach »Neo«, genannt. Oder auch »NICU«, was für den englischen Namen *Neonatal Intensive Care Unit* steht.

Jugendamt: Wichtiger Ansprechpartner für Frühcheneltern. In vielen Städten vermittelt das Jugendamt u. a. Unterstützung durch Maßnahmen der → Frühen Hilfen, ggf. übernimmt es Kosten für eine Haushaltshilfe (falls die Krankenkasse nicht zahlt) und vieles mehr. Manche Jugendämter sind auch für die Anträge auf Elterngeld zuständig. Oft informiert das Jugendamt auch über Leistungen, die dann bei anderen Stellen beantragt werden müssen. Informieren und nachfragen lohnt sich!

Känguruhen: Für viele Kinder und Eltern das Highlight in den ersten Wochen nach der Geburt. Das Frühchen wird auf die nackte Brust von Papa oder Mama gelegt und bleibt dort schön zugedeckt liegen. Wie lange, hängt vom Zustand des Kindes und der Kondition der Eltern ab. Meist liegt die Kuschelzeit bei mindestens einer Stunde, kann aber auch bis zu drei Stunden dauern. Das Kuscheln fördert nicht nur die Bindung zwischen Eltern und Kind, sondern ist auch ein echter Booster für beide: Bei den Kindern sinkt nachweislich die Herzfrequenz, die Atmung verbessert sich. Viele Kinder entspannen sich und schlafen tiefer.

Auch für Eltern, die nach der Frühgeburt erschöpft oder gar traumatisiert sind, ist langes Känguruhen ein wichtiger und notwendiger Stimmungsaufheller. Leider haben gerade Väter bei den ersten Versuchen oft Angst, ihr Kind zu verletzen. Doch die Sorge ist völlig unbegründet: Bei richtiger Anleitung durch das Pflegepersonal kann dem Kind nichts passieren. Neonatologen raten sogar dazu, dass Mama und Papa abwechselnd das Känguruhen übernehmen.

Krankenkassen: Für gesetzlich versicherte Frühcheneltern führt kein Weg daran vorbei. Möglichst bald nach der Geburt sollten sie eine Mitversicherung für ihr Kind beantragen. Auch können Fahrtkosten zur Klinik und zurück unter bestimmten Umständen von der Kasse übernommen werden. Oft übernehmen Kassen auch die Kosten für eine Haushaltshilfe, wenn Mutter und Kind stationär in der Klinik sind und niemand anderes den Haushalt führen kann. Die Kasse bezahlt auch die → sozialmedizinische Nachsorge nach der Entlassung.

Achtung: Für viele Anträge sind entsprechende Bescheinigungen der Ärzte im Krankenhaus notwendig. Oft kann der Sozialdienst im Krankenhaus auch die entsprechenden Formulare besorgen oder mit Formulierungstipps beim Ausfüllen helfen, damit der Antrag nicht abgelehnt wird.

Lanugo: Dünne Härchen am Körper ungeborener Kinder. Bei reifgeborenen Kindern verschwinden sie vor der Geburt, bei Frühchen sind sie oft danach noch sichtbar.

Medikamente: Für die Eltern wirkt es manchmal so, als ob ihrem Frühchen eine ganze Apotheke verabreicht würde. Doch für alles gibt es einen guten Grund. Zu den Standardmedikamenten gehören: Eisentropfen zur Vorbeugung gegen → Anämie, Vitamin D für den Knochenaufbau und das Immunsystem und oft auch Coffein, um die Atmung zu stimulieren. Bei akuten Infekten können auch Antibiotika eingesetzt werden. Je nach Situation und Zustand des Frühchens geben die Ärzte auch Beruhigungs- oder Schmerzmittel. Bei Lungenprobleme können auch entwässernde Medikamente zum Einsatz kommen. Epoetin unterstützt – vor allem bei sehr kleinen Frühchen – die Blutbildung.

Nachuntersuchungen: Leider zeigt sich nicht jede Entwicklungsstörung oder -verzögerung sofort nach der Geburt. Je früher sie erkannt werden, desto besser lassen sie sich auch behandeln. Daher sind nicht nur die regulären Vorsorgeuntersuchungen (sogenannte »U-Untersuchungen«) wichtig, die für alle Neugeborenen empfohlen werden. Sozialpädiatrische Zentren oder Frühchen-Ambulanzen in vielen Kliniken bieten spezielle Nachuntersuchungen für Frühchen an. Meist informiert das → Perinatalzentrum darüber.

Neonatologie: Teil der Kinderheilkunde, befasst sich mit der Behandlung von Frühgeborenen und kranken Neugeborenen in den ersten Tagen und Wochen nach der Geburt. Wird im allgemeinen Sprachgebrauch auch gerne als Bezeichnung für die Frühchenstationen genutzt.

Netzhautschädigungen: Bei manchen Frühgeboren ist die Netzhaut noch nicht ausgereift. In extremen Fällen können die Gefäße der Netzhaut nach der Geburt unkontrolliert wachsen. In leichten Fällen bilden sie sich von selbst wieder zurück. Bei schweren Fällen legen sich die Gefäße an den Glaskörper des Auges. Das kann zu einer Netzhautablösung führen, das Kind kann erblinden. Durch eine Lasertherapie oder spezielle Medikamente lässt sich das jedoch verhindern. Aber Sorge ist erstmal nicht angebracht: Gefährdete Frühchen werden im Regelfall mehrfach durch Augenärzte untersucht.

Perinatalzentrum: Sind meist Teil eines Krankenhauses und dienen der Versorgung von Neugeborenen. Hier sollen Mütter bei sogenannten Risikoschwangerschaften, bei drohender Frühgeburt oder bei Kindern mit bereits festgestellten Behinderungen entbinden. Es gibt drei verschiedene Typen: **Perinatalzentrum Level 1** verfügen über Entbindungsstation, OP, eine Neugeborenen-Intensivstation und Fachärzte, die rund um die Uhr vor Ort sind. Hier sollen Drillinge, Frühchen mit Geburtstermin vor der 29. Woche oder einem erwarteten Geburtsgewicht von unter 1.250 Gramm und alle anderen Kinder entbunden werden, die nach der Geburt intensivmedizinisch versorgt werden müssen. Ein **Perinatalzentrum Level 2** verfügt über eine kleine Intensivstation und soll etwa Zwillinge oder Frühchen ab einem Geburtsgewicht von 1.250 Gramm versorgen. Kliniken **mit perinatalem Schwerpunkt** haben die Möglichkeit, Babys mit einem geschätzten Gewicht von 1.500 Gramm oder mehr oder bei einer Frühgeburt ab der 32. Woche zu entbinden und zu versorgen.

Pucken: Ein Zaubermittel für unruhige und zappelige Babys (nicht nur für Frühgeborene): Das Kind wird in eine Decke eingeschlagen (Beispielbilder gibt es im Netz). Das gibt dem Kind Halt und Sicherheit, da es an die Zeit im Mutterleib erinnert wird. Besonders schön ist es für Frühgeborene, die dort wenig Zeit verbringen konnten.

Rachitis: Krankheit, die durch den Mangel an Vitamin D entsteht und zu Wachstumsverzögerungen und Knochenverformungen führen kann. Frühgeborene erhalten daher oft zur Verbeugung Vitamin D. Auch lange nach der Entlassung aus dem Krankenhaus gehört es für viele Frühchen-Eltern zu einem Ritual, ihren Kindern Vitamin D-Tropfen zu verabreichen.

Rooming-in: Die Eltern (oder zumindest ein Elternteil) können mit ihren Frühchen im gleichen Krankenzimmer übernachten. In manchen Kliniken ist das von Anfang an möglich, in einigen erst, wenn das Kind stabil ist. In anderen geht es nur in den letzten Tagen vor der Entlassung. Wenn die Möglichkeit besteht – unbedingt nutzen. Nichts bereitet Eltern und Kinder besser auf die gemeinsame Zeit zuhause vor.

RS-Virus: Löst Erkrankungen der Atemwege aus und betrifft besonders Babys und Kleinkinder. Kinder stecken sich über

Tröpfchen in der Luft an, z. B. wenn ein infizierter Mensch niest oder hustet. Viele Kinder überstehen eine Infektion meist problemlos, aber Frühchen oder Kinder mit Lungenproblemen sind besonders gefährdet. Ärzte raten daher, Frühchen mit besonderem Risiko durch eine Immunisierung vor dem RS-Virus zu schützen.

Sehr niedriges Geburtsgewicht: Bezeichnung für Frühchen, die bei der Geburt weniger als 1.500 Gramm wiegen. Der englische Fachbegriff lautet »very low birth weight infants«. Sie werden meist vor der 32. Schwangerschaftswoche geboren.

Sozialmedizinische Nachsorge: Eltern frühgeborener Kinder haben nach der Entlassung Anspruch darauf, wenn so ein längerer Aufenthalt im Krankenhaus vermieden werden kann. Geschulte Sozialarbeiter*innen, Kinderkrankenschwestern oder Hebammen besuchen Eltern und Kinder nach der Entlassung regelmäßig zu Hause, prüfen, ob es dem Kind gut geht, und beantworten alle Fragen. Außerdem sollen sie dabei helfen, die Eltern mit allen möglichen Stellen zu vernetzen, wo sie Hilfe bekommen können. Zum Beispiel Kinderärzte, Sozialpädiatrische Zentren oder andere Beratungsstellen. Die Sozialmedizinische Nachsorge muss, wenn ein Arzt die Notwendigkeit bescheinigt, von der Krankenkasse bezahlt werden. Viele Kliniken arbeiten mit entsprechenden Trägern zusammen und vermitteln die Familien an sie.

Spätfolgen einer Frühgeburt: Eine Sorge, die ganz vielen Eltern den Schlaf raubt. Dabei entwickeln sich viele Frühchen genauso gut wie reifgeborene Kinder. Aber nicht alle. Trotzdem gibt es viele gute Nachrichten: Die Neonatologie hat in den letzten Jahrzehnten enorme Fortschritte gemacht. Heute sind Ärzte, Pflegekräfte, Physiotherapeuten und andere Fachleute in der Lage, Frühgeborene so zu behandeln und zu fördern, dass viele Entwicklungsprobleme verhindert oder zumindest gemildert werden können. Das zeigt sich selbst bei den sehr kleinen Frühchen, die das größte Risiko von Entwicklungsstörungen haben.

So untersuchte die Berliner Charité laut *Stiftung Kindergesundheit* Frühchen, die dort 2012 mit einem Gewicht von weniger als 1.500 Gramm auf die Welt gekommen waren, noch einmal vor ihrer Einschulung. 71,1 Prozent waren bei der Untersuchung vor der Einschulung genauso normal entwickelt wie reifgeborene Kinder. 15,7 Prozent lagen im Bereich einer Lernbehinderung und 8,4 Prozent im Bereich einer geistigen Behinderung.

Trotzdem haben Kinder mit einem Geburtsgewicht von unter 1.500 Gramm nach Angaben der *Stiftung Kindergesundheit* ein zwei- bis dreifach erhöhtes Risiko, an einer schwerwiegenden Sehstörung zu erkranken. Sie schielen häufiger, sind öfter stark kurzsichtig und leiden unter Gesichtsfelddefiziten. Ein Teil der Kinder hat auch später Probleme, komplexe Formen oder Muster zu erkennen oder sich zu merken. Daher zeigt nach Angaben der Stiftung ein Teil der Kinder mit einem Geburtsgewicht von unter 1.500 Gramm nach der Einschulung Legasthenie (Lese- und Rechtschreibprobleme), Dyskalkulie (Rechenschwäche), langsames Arbeitstempo oder Aufmerksamkeitsprobleme.

Untersuchungen der *Techniker Krankenkasse* ergaben, dass früh geborene Kinder in den ersten acht Lebensjahren ein höheres Risiko für Atemwegserkrankungen, bei Störungen der Entwicklung und des Verhaltens, bei Gesundheitsproblemen rund um Ernährung und Gedeihen sowie bei Augen und Ohren haben.

Späte Frühchen: Meint Kinder, die zwischen der 35. und der vollendeten 37. Schwangerschaftswoche geboren werden. Der englische Fachbegriff ist »late pre-term infants«. Sie unterscheiden sich – was Gewicht und Größe angeht – kaum von Reifgeborenen. Durch die frühe Geburt fehlt ihnen aber trotzdem Zeit, sich zu entwickeln.

Überwachung: Das cigene Kind zwischen Schläuchen, Kabeln und Monitoren – der Anblick jagt vielen Eltern erstmal einen Schrecken ein. Doch die Geräte helfen und stellen sicher, dass Ärzte und Pfleger jederzeit wissen, wie es dem Frühchen geht. Der Monitor zeigt in der Regel Herzschlag, Atmung, Sauerstoffgehalt im Blut und Temperatur des Kindes an. Die Werte werden über vier Elektroden auf der Brust und über eine Sonde am Fuß gemessen. Wenn bestimmte Werte über- oder unterschritten werden, gibt es Alarm. Den bekommt auch das Personal angezeigt und ist im Notfall schnell zur Stelle.

Wärmebettchen: Das nächste Level nach dem Inkubator und ein Zeichen, dass ein Frühchen zunehmen stabiler wird und nun im offenen Bett liegen kann. Wenn die Kinder ihre Körpertemperatur aber noch nicht selbständig regeln können, erhalten sie über das Bett zusätzliche Wärme.

Zerebralparese: Spastiken oder Lähmungen durch eine Hirnschädigung bei oder nach der Geburt. Eine Zerebralparese kann durch Sauerstoffmangel oder Gehirnblutungen ausgelöst werden. Nach Studien kommen auf 1.000 Frühchen mit einem Geburtsgewicht von weniger als 1.500 Gramm rund 40 mit einer Zerebralparese. Folgen sind unter anderem Gehprobleme und Bewegungsstörungen. Begleiterscheinungen können Epilepsie, Verhaltensstörungen, Hör- und Sehprobleme oder Sprachstörungen sein.

Dank

Ein riesiger Dank gilt meiner Frau Katrin, denn ohne ihre große Unterstützung würde es dieses Buch nicht geben. Von Herzen bin ich auch allen dankbar, die uns in der schwierigen Situation nach der Geburt unterstützt haben: unseren Eltern und Schwiegereltern, Geschwistern und Freunden, unserer wunderbaren Hebamme Kristina und Janika.

Ein großer Dank gilt Dr. Michael Zeller, Oberarzt und Neonatologe der Kinderklinik Dritter Orden Passau, der die medizinischen Informationen in diesem Buch auf ihre Richtigkeit geprüft hat. Der Bundesverband *Das frühgeborene Kind* hat wertvolle Unterstützung geleistet, in dem er mich mit vielen Informationen versorgt und bei der Auswahl der Gesprächspartner unterstützt hat.

Und schließlich danke ich meinem Verleger Roland Apsel für die tolle und geduldige Betreuung dieses Buchprojektes.

Nachwort von Barbara Mitschdörfer Vorstandsvorsitzende Bundesverband »Das frühgeborene Kind« e. V.

Kommen Kinder zu früh zur Welt, betrifft dies die gesamte Familie. Anfangs steht jedoch meist nur die gesundheitliche Situation von Müttern und Frühgeborenen im Fokus von Klinikteams, Freunden und Angehörigen. Betroffene Väter geraten hingegen oft aus dem Blick. Dabei spielen auch sie rund um Geburt und anschließender Versorgung ihrer Kinder eine wichtige Rolle. Oft ist es der Vater, der die nachgeburtliche Begleitung des Kindes vom Kreißsaal auf die Frühgeborenen-Station übernimmt, mit ersten Diagnosen konfrontiert wird, erste Entscheidungen treffen muss. Meist sind es auch Väter, die sich umgehend an unsere deutschlandweit kostenfreie Beratungs-Hotline wenden, um erste wichtige Informationen einzuholen und Organisatorisches zu erledigen. Dafür brauchen sie Zeit.

Wir setzen uns dafür ein, dass Väter passgenaue Unterstützung erhalten und ihnen nachgeburtlich gesetzlicher Sonderurlaub zusteht. Denn Väter sollen nach heutigem Verständnis von gleichberechtigter Elternschaft keine Besucher nach Feierabend sein, sondern als wichtige Bezugsperson eine gute Beziehung zu ihrem Kind aufbauen können. Von Anfang an Familie sein – trotz der widrigen Umstände einer Frühgeburt – ist unserer Elternorganisation ein großes Anliegen. Deshalb freuen wir uns sehr über diesen neuen Ratgeber, der gezielt auf die Situation der Väter eingeht und damit eine Lücke rund um das Thema Frühgeburt schließt.

Als Frühchenvater und erfahrener Journalist vereint der Autor Daniel Polz zwei wesentliche Kompetenzen, um seine persönlichen

Erfahrungen sowie die von weiteren betroffenen Vätern in diesem Buch reflektiert zu verarbeiten. Das ist nicht nur für Frühchenväter erkenntnisreich, auch ihren Partnerinnen sowie dem gesamten Umfeld der Familien eröffnen sich damit wertvolle Einblicke für ein besseres Verständnis der speziellen Umstände von Frühchenvätern. Ihnen allen wünsche ich informative Lesezeit mit diesem wichtigen Wegweiser!

www.fruehgeborene.de

Brandes & Apsel

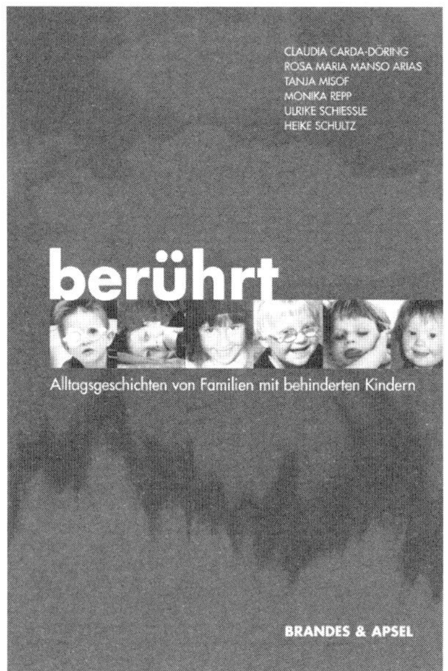

Claudia Carda-Döring / Rosa Maria Manso Arias / Tanja Misof / Monika Repp / Ulrike Schiessle / Heike Schultz

Berührt

Alltagsgeschichten von Familien mit behinderten Kindern

200 S., 200 S., 21 x 14,8 cm, Paperback A5 19,90 €
ISBN 978-3-86099-829-8

»Anschaulich erzählt, und ohne jede Larmoyanz. Schlüsselszenen aus dem etwas anderen Familienleben. (...) Erlebnisse, die sie wütend machen, schildern die Frauen genauso wie solche, die ihnen Kraft geben. Schnörkellos und ohne Schönfärberei. Das ist bewegend. Es berührt. Offen schreiben die Frauen über Grenzerfahrungen mit ihren ganz besonderen Kindern.« (hr-fernsehen, Hauptsache Kultur)

»Authentisch und einfühlsam berichten sie über ihr Leben mit einem behinderten Kind, bringen Wahrnehmungen, Gefühle und Phantasien zum Ausdruck.« (Frankfurter Allgemeine Zeitung,)

»Wir haben eine Menge gelesen und Kontakt mit vielen Menschen mit Behinderungen gehabt. Aber dieses Buch hat uns noch einmal sehr berührt. (...) Es sind Geschichten von Menschen, die sich anstrengen, loslassen, hinterherlaufen, finden. Spannend!« (Aktion Weißes Friedensband)

Brandes & Apsel

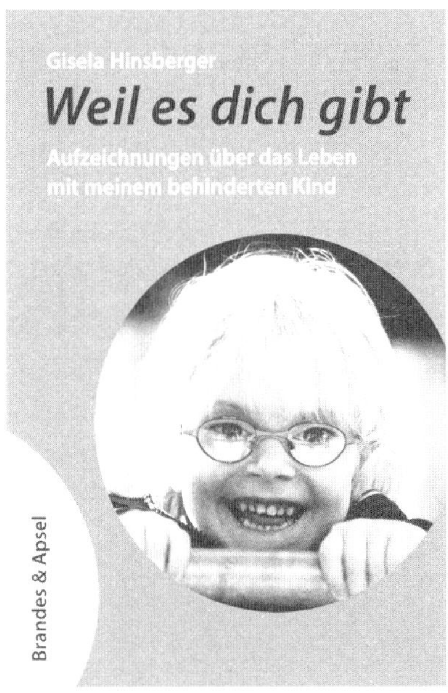

Gisela Hinsberger

Weil es dich gibt

Aufzeichnungen über das Leben mit meinem behinderten Kind

160 S., 23,5 x 15,5 cm, Pb., 15,90 €
ISBN 978-3-95558-062-9

»Ein besonderes Buch – unprätentiös, genau und mit literarischer Qualität erzählt. Der Erfahrungsbericht einer Mutter, der zeigt: Glück bedeutet nicht Leidfreiheit. Das Leben eines Kindes ist keine Rechengröße, darf es nicht sein. Diese Geschichte geht zu Herzen und ist voller Lebensmut.« (Prof. Dr. med. Klaus Dörner)

»Gisela Hinsberger hat das Leben mit ihrer Tochter Sofie in einem bewegenden Buch verarbeitet. Das Thema Behinderung (Spina bifida) und der Tod des eigenen Kindes sind Themen, die wenig publikumswirksam sind. Umso aussagekräftiger und ein Mutmacher, dass die erste Auflage vergriffen ist und die zweite Auflage aktuell im Brandes & Apsel Verlag erscheint.« (Arbeitsgemeinschaft Spina Bifida und Hydrocephalus)

»Dieses Büchlein ist gerade wegen seiner emotionsreichen und trotzdem sachlichen Schilderung allen Eltern ans Herz zu legen, die möglicherweise ein behindertes Kind erwarten oder den Verlust eines solchen verarbeiten müssen. Gerade durch die kurzen Kapitel kann man das Buch immer wieder zur Seite legen und später das Lesen aufnehmen, wenn die eigene Gemütslage es wieder zulässt.« (Niniane Fischer, Hebammenforum)

Unseren Katalog erhalten Sie kostenlos:
Brandes & Apsel Verlag • Scheidswaldstr. 22 • 60385 Frankfurt am Main
info@brandes-apsel.de • www.brandes-apsel.de